Hierbas

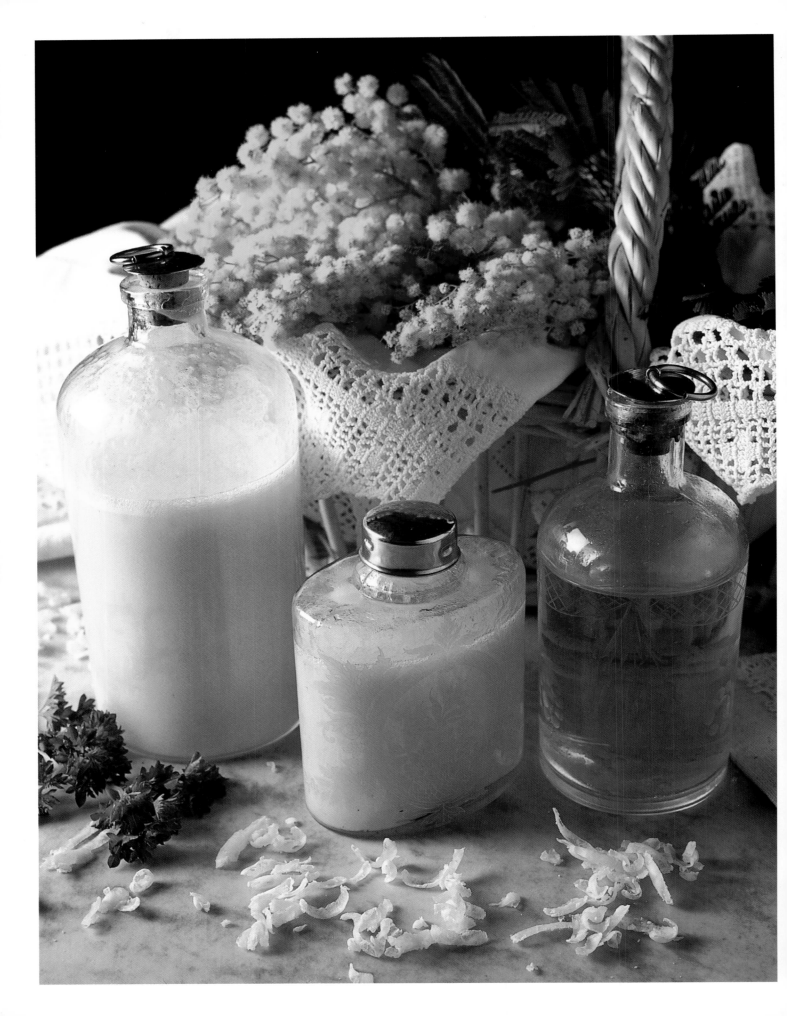

Hierbas

Diana Craig
&
Sarah Harris

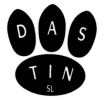

DAS TIN SL

© DASTIN, S. L. 2000
Polígono Industrial EUROPOLIS. C/M, n.º 9.
28230 Las Rozas (Madrid) ESPAÑA
Tel.: 34 916 375 254
Fax: 34 916 361 256
E-Mail: dastin@ retemail.es

Traducción: Teresa Rodríguez

ISBN: 84-492-0136-5

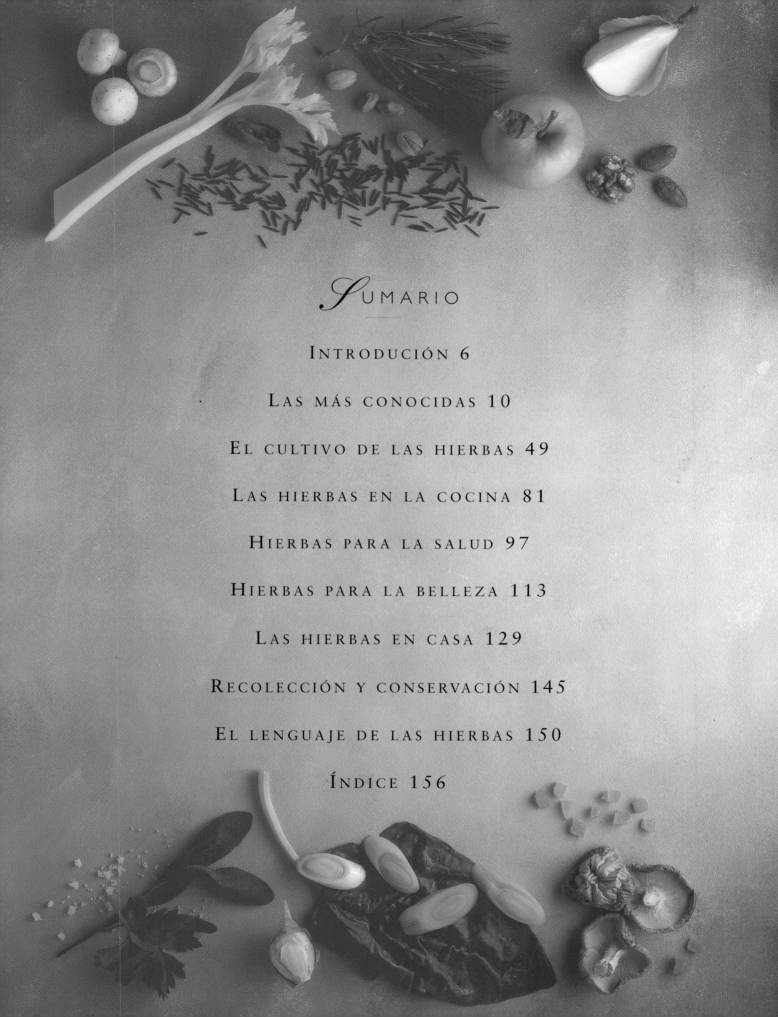

$\mathscr{S}$UMARIO

Introducción al mundo de las Hierbas

En otros tiempos, las hierbas constituían una parte primordial de la vida de las personas como condimentos en las comidas, remedios para enfermedades y sus síntomas, o cosméticos. De estas tres aplicaciones, sólo la primera ha llegado a nuestros días. Sin embargo, el desencanto con la medicina convencional y el interés por la conservación del planeta y de todos los seres vivos —que invitan a buscar lo natural y una existencia más armónica y menos agresiva—, ha rescatado el uso de hierbas largo tiempo olvidadas.

LA CULTURA DE LAS HIERBAS

En los estantes de hipermercados y tiendas de ultramarinos sólo encontramos algunas especies secas. Gracias a la popularización de algunos sabores —debida a que cada día es mayor el número de personas que viajan fuera de su país—, hierbas como la albahaca y el cilantro se venden ya frescas. Sin embargo, secas o frescas, el porcentaje de las disponibles sigue siendo muy inferior al de las que pueden cultivarse. El cultivo de plantas propias no sólo las pone a nuestra disposición sino que, además, nos brinda otros muchos placeres.

El contraste de colores y formas de las diversas plantas ya es en sí mismo un placer estético; la fragancia de hojas y flores —un deleite para los sentidos—, confiere personalidad a cualquier jardín, patio o balcón. Son muchas las plantas que atraen a las abejas, por lo que un lecho de hierba o unas macetas pueden procurarnos un dulce zumbido que arrullará nuestro descanso.

Pero el aspecto menos obvio —aunque, quizás, más importante— del cultivo de

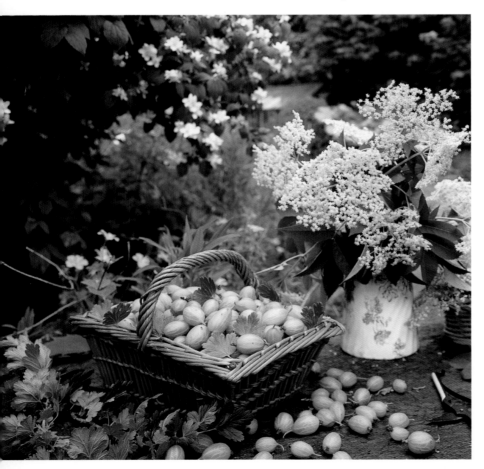

Con flores y bayas de saúco se prepara una deliciosa bebida veraniega

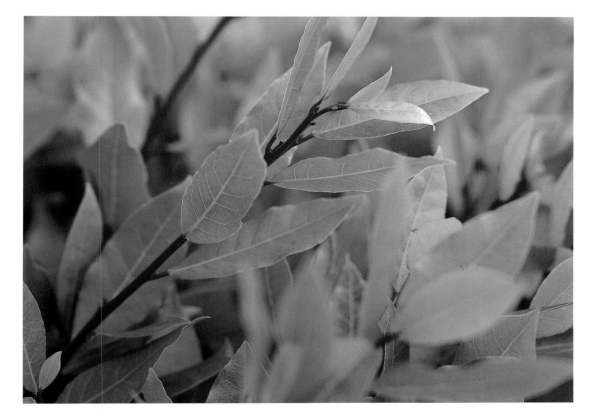

Laurel.

nuestras propias hierbas reside en lo que podríamos denominar «cultura de las hierbas». Las plantas útiles han crecido, silvestres o cultivadas, durante cientos, miles de años en algunos casos, por lo que, con su cultivo, resucitamos y evocamos una tradición añeja. Al plantarlas, cuidarlas, regarlas, o sólo con aspirar su aroma, disfrutamos como los antiguos griegos y romanos en sus fincas o huertas, los monjes medievales en sus huertos medicinales o las damas en sus jardines de hierbas.

Por esto, no debemos apreciar las hierbas, crezcan donde crezcan, sólo por sus propiedades prácticas, sino por ser muy decorativas, por regalarnos con su aroma, y por un sentimiento histórico y tradicional.

HIERBAS AUTÉNTICAS

Decididos a cultivar una hierba, lo mejor es adquirirla en un vivero especializado para estar seguros de que es la que buscamos y no otra parecida de la misma familia y con análogo nombre genérico. Por ejemplo, existen dos variedades de nébeda: la primera es planta de jardín decorativa; la otra, una

hierba genuina. Buscando sus nombres botánicos respectivos, evitaremos el error y elegiremos correctamente: la especie de jardín es la *Nepeta x faassenii;* la hierba se llama *Nepeta cataria.*

El estragón es otra hierba que se presta a confusiones. Hay dos variedades: francesa y rusa. El estragón francés tiene un gusto delicado, suave, especialmente sabroso con el pollo. El ruso es de sabor más fuerte, menos agradable, y sus hojas son más bastas. A pesar de todo ello, suele venderse como francés.

SEMEJANZAS

Cuando recojamos hierbas, siempre debemos elegir aquellas de cuya identidad estemos seguros —ésta es una de las ventajas de cultivar las propias en vez de recoger las silvestres— y no experimentar con plantas desconocidas. Algunas de las hierbas usadas tradicionalmente en medicina y en cosmética son venenosas y, sin embargo, guardan un sorprendente pero peligroso parecido con otras que son inocuas.

Menta.

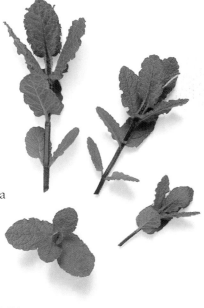

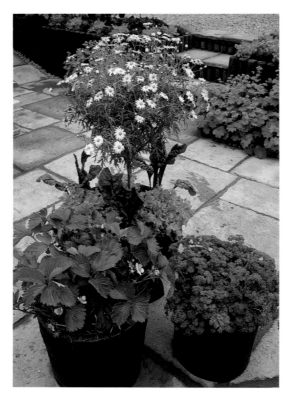

Un conjunto atractivo de hierbas alegra cualquier jardín.

Por ejemplo, existe un tipo de hierba, la *Atropa belladonna*, o «bella mujer», que debe su nombre botánico a que las damas italianas retocaban con ella sus ojos para dilatar las pupilas y hacerlos más atractivos. Sin embargo, otra leyenda cuenta que fue usada por un envenenador italiano para asesinar mujeres hermosas, ya que, en grandes dosis, esta hierba es altamente tóxica.

Otra hierba de aspecto inofensivo, parecida al perejil y que, hasta cierto punto, recuerda al perifollo borde, es la cicuta. El jugo de la cicuta es un potente veneno que, según la tradición, acabó con la vida del filósofo griego Sócrates.

NORMAS DE SEGURIDAD

CUANDO VAYA A USAR HIERBAS, NO OLVIDE CIERTAS NORMAS BÁSICAS.

NUNCA UTILICE UNA HIERBA CUYAS PROPIEDADES IGNORE.
RECUERDE QUE LAS HIERBAS CULINARIAS SON LAS MÁS SEGURAS

SI LOS SÍNTOMAS PERSISTEN MÁS DE DOS DÍAS, SUSPENDA LA TOMA
DE REMEDIOS HERBARIOS Y CONSULTE A SU MÉDICO PARA UN DIAGNÓSTICO
FIABLE Y UN TRATAMIENTO ADECUADO.

CUANDO TOME HIERBAS MEDICINALES, VAYA POCO A POCO, EMPEZANDO
CON DOSIS INFERIORES A LAS NORMALES PARA EVITAR POSIBLES
REACCIONES ALÉRGIGAS.

CONSULTE **SIEMPRE** A SU MÉDICO ANTES DE TOMAR HIERBAS
MEDICINALES DURANTE EL EMBARAZO, O SI PADECE
UNA ENFERMEDAD CRÓNICA.

NO TOME HIERBAS INDEFINIDAMENTE SIN PREVIA CONSULTA A SU MÉDICO
O A UN NATURISTA CUALIFICADO.

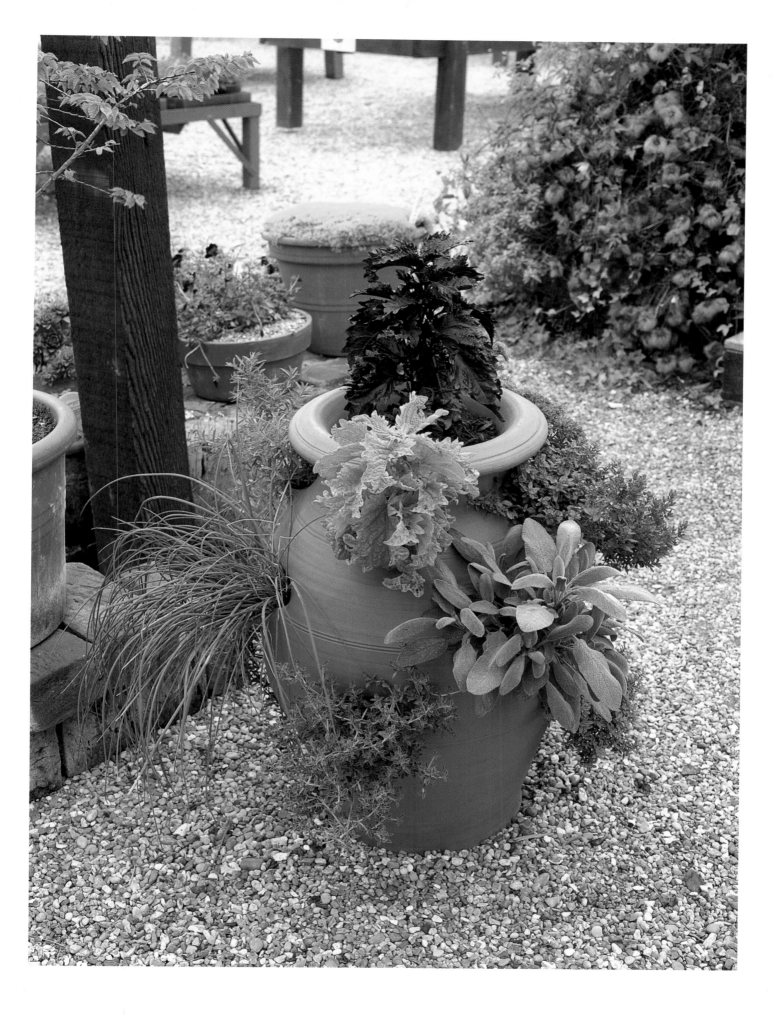

Las más conocidas

LAS MÁS CONOCIDAS

Antes de analizar los principales puntos a tener en cuenta cuando decidimos cultivar hierbas, demos un repaso a las más populares y mejor conocidas, aquéllas que, sin duda, desearíamos tener en nuestro jardín. La siguiente relación facilita información sobre 31 hierbas, presentadas alfabéticamente por su nombre botánico. Cada entrada contiene el nombre común de la planta y detalles sobre su historia y características, su cultivo y sus cuidados, y las diversas maneras de aprovecharla.

SÍMBOLOS IDENTIFICATIVOS

TIPOS

Robusta Perenne

Delicada Perenne

Robusta Anual

Delicada Anual

Arbusto

Robusta Bienal

SITUACIÓN

Pleno sol

Sombra parcial

Sombra total

Requiere amplio espacio

TIPO DE SUELO

Bien drenado

Húmedo

Arenoso / seco

PROPAGACIÓN

División

Esqueje

Semillas

PARTES ÚTILES

Hoja

Flores / semillas

Raíces

USOS

Culinario

Medicinal

Cosmético

Decorativo

Aromático

PLAGAS/ENFERMEDADES

Hongos

Orugas / Caracoles

Mohos

Raíces putrefactas

Pulgones

PRESENTACIÓN

Cada entrada está dividida en las 4 secciones que se detallan a continuación. Por otra parte, los símbolos ofrecen una información básica y clara.

Los símbolos «Posición» y «Tipo de suelo» señalan el emplazamiento recomendado. Las plantas pueden arraigar en diversos suelos y con variada intensidad de luz, dependiendo de factores como el clima. Sólo la experiencia puede enseñarnos

HISTORIA

Este apartado cuenta el origen y los usos tradicionales de cada hierba, con anécdotas y curiosidades significativas de la hierba a través de los siglos.

CARACTERÍSTICAS

Facilita detalles sobre el tipo y aspecto de la hierba, describiendo sus hojas, flores y desarrollo. También hace hincapié en características particulares, como su sabor y su aroma.

PLANTACIÓN Y CULTIVO

Enseña los suelos apropiados, la luz solar necesaria y el espacio preciso para cada hierba, además de detalles sobre su resistencia a plagas y enfermedades; sin olvidar factores o necesidades específicas.

RECOLECCIÓN Y USO

Brinda indicaciones para su recolección, además de una relación de usos comunes, ya sea en cocina, en medicina, o en ambas cosas.

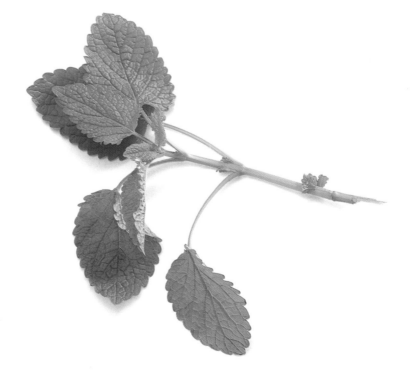

Milenrama

Achillea millefolium

Utilizada desde hace siglos para curar heridas, hoy día sigue usándose medicinalmente; sus bellas matas de flores la convierten en una planta ornamental muy atractiva.

HISTORIA

Desde la antigüedad, la milenrama se ha utilizado para curar heridas. De hecho, su nombre proviene del héroe griego Aquiles, de quien se dice utilizaba esta planta para restañar las heridas en combate de sus soldados. La milenrama también se utiliza en rituales de adivinación en varias partes del mundo. En el método chino *I Ching* se consulta su tallo.

CARACTERÍSTICAS

Como robusta perenne, la milenrama puede alcanzar una altura de 90 cm, según la especie. La milenrama tiene un tallo delgado, ramificado en hojas lineales, bipinnadas, variedad de colores; florece desde mitad del verano hasta el otoño.

De sabor y aroma amargos, la milenrama puede aplicarse internamente para tratar diversas enfermedades, aunque tomada en exceso puede provocar reacciones alérgicas.

Las plantas de milenrama atraen muchos insectos benéficos, como mariquitas y avispas, evitando así otras plagas dañinas como pulgones.

PLANTACIÓN Y CULTIVO

La milenrama debe plantarse en suelo bien seco y a pleno sol, pero también se desarrolla satisfactoriamente en otros tipos de suelo. La plantación, bien por esqueje o por semilla, debe llevarse a cabo en primavera. La milenrama tiende a adueñarse de cualquier lugar libre en el jardín, por lo que, si el espacio es limitado, conviene tenerla en una jardinera. Dejaremos no menos de 20 cm entre plantas.

RECOLECCIÓN Y USO

La milenrama debe recolectarse cuando las flores están abiertas del todo. Se corta el tallo y se pone a secar. Como la flor mantiene su color aun estando bien seca, constituye un complemento decorativo de cualquier arreglo floral.

Las cataplasmas de hojas de milenrama ayudan a contener las hemorragias en arañazos y heridas menores, por lo que resulta ideal tenerla a mano para primeros auxilios. La infusión de milenrama atenúa los dolores menstruales, baja la fiebre, y calma las tensiones y los trastornos estomacales de origen nervioso.

La milenrama, usada como cosmético, reduce la grasa capilar y cutánea; desde hace miles de años, se ha venido utilizando como tónico para el cabello.

TIPOS

SITUACIÓN

TIPO DE SUELO

PROPAGACIÓN

PARTES ÚTILES

USOS

Milenrama

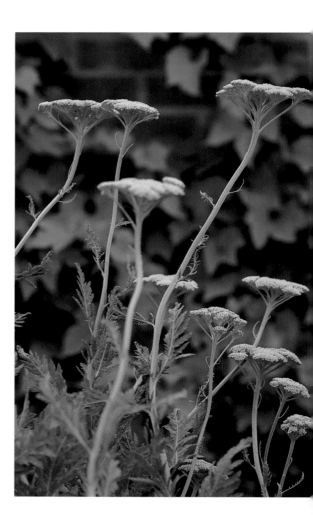

Ajo

Allium sativum

De la familia de la cebolla, este popular bulbo compuesto, cubierto con una fina capa exterior, es un condimento culinario indispensable por su peculiar aroma y sabor.

Historia

Procedente de Asia, el ajo se ha venido usando en medicina desde hace miles de años, al igual que como aliño culinario. Su uso se ha extendido por todos los países, y es básico en las cocinas francesa e italiana. Durante siglos, se creyó que el ajo tenía poderes para ahuyentar a los espíritus diabólicos, en especial vampiros, creencia reflejada en multitud de libros y películas. Hoy se han comprobado sus beneficiosas propiedades medicinales.

Características

Como robusta perenne, la planta de ajo puede alcanzar una altura de 60 cm. Tiene un tallo rígido, recto, del que brotan largas hojas verdes lanceoladas. El pedúnculo se remata en una umbela de flores blancas o malvas. Un bulbo de ajo contiene un número variable de dientes, cuyo tamaño y cantidad están determinados por la variedad específica de cultivo y también por el clima.

El sabor y el olor del ajo resultan familiares para casi todo el mundo. Al igual que su tamaño y calidad, su sabor picante depende mucho de la variedad, de las condiciones de cultivo, y de la temperatura. Algunas de sus variedades son muy fuertes; otras, más suaves y ligeras.

Plantación y cultivo

Los bulbos de ajo se plantan en otoño o invierno, en terreno bien drenado y a pleno sol. Lo ideal es un suelo húmedo, aunque las plantas pueden desarrollarse en terrenos secos, siempre que estén bien abonados. Los bulbillos deben plantarse espaciados unos 20 cm y a una profundidad de 2,5 cm.

Recolección y uso

Los ajos se recolectan al final del verano o principios del otoño, y se secan al sol antes de almacenarlos. Sus dientes pueden guardarse en lugar frío y seco, o conservados en aceite de oliva, convirtiéndolos en un aderezo exquisito.

Los dientes de ajo picados o machacados son un condimento delicioso para multitud de platos como aliño de carnes, aves de corral, y salsas. Si bien el regusto y el aliento a ajo son un problema, la masticación de hojas de perejil disminuye sus efectos.

Medicinalmente, el ajo ayuda a disminuir los niveles de colesterol y la hipertensión. También puede tomarse en infusión para aliviar catarros y molestias bronquiales y, externamente, para combatir alteraciones cutáneas como el acné.

Tipos

Situación

Tipo de suelo

Propagación

Partes útiles

Usos

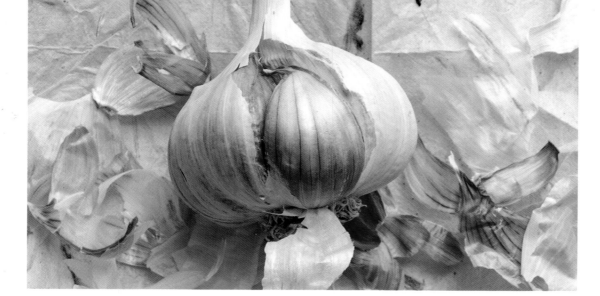

Ajo

TIPOS

SITUACIÓN

TIPO DE SUELO

PROPAGACIÓN

PARTES ÚTILES

USOS

PLAGAS/ENFERMEDADES

CEBOLLINO

Allium schoenoprasum

Otro miembro de la familia de las cebollas, como tantas de las plantas más utilizadas en todo el mundo. Su gusto delicado lo hace ideal para condimentar muchos platos y, aparte de ser una de las hierbas de más fácil cultivo, resulta un complemento valioso en cualquier jardín.

HISTORIA

Originario de Europa y cultivado desde el siglo XVI, el cebollino es la única variedad de cebolla que crece silvestre en América del Norte. Utilizado en cocina desde la antigüedad, su delicado sabor lo convierte en idóneo para ensaladas y guarniciones, mejor que en platos cocinados.

CARACTERÍSTICAS

Robusta perenne que alcanza los 45 cm de altura, el cebollino se desarrolla en matas de cinco o seis plantas. Sus hojas son largas y estrechas, parecidas a las de hierba, y su peculiar flor globular, rosácea o malva, florece a principios de verano. Su sabor y su aroma son más delicados que los de otros tipos de cebollas.

PLANTACIÓN Y CULTIVO

Los cebollinos se plantan en semillas por primavera, o por división en otoño o primavera. Requieren mucho sol, humedad y un terreno bien drenado. Los cebollinos son más resistentes que algunos otros miembros de la especie *allium* y pueden tolerar condiciones extremas de humedad. Como el cebollino se multiplica con facilidad, es buena idea dividirlo cada dos o tres años para evitar que se aplasten demasiado. Las matas deben estar separadas entre sí unos 25 cm.

RECOLECCIÓN Y USO

Las hojas pueden cogerse en cualquier época durante el periodo de crecimiento para consumirlas frescas. Las flores se cortan recién abiertas para usarlas como elemento decorativo.

El cebollino no se presta a la desecación, pues enseguida pierde su delicada sazón. Sin embargo, tanto sus flores como sus hojas pueden congelarse para su posterior consumo.

Las hojas y flores del cebollino se utilizan mayormente en ensaladas y como guarnición. En otros usos culinarios, se necesitarían grandes cantidades para superar el sabor de otros tipos de cebolla.

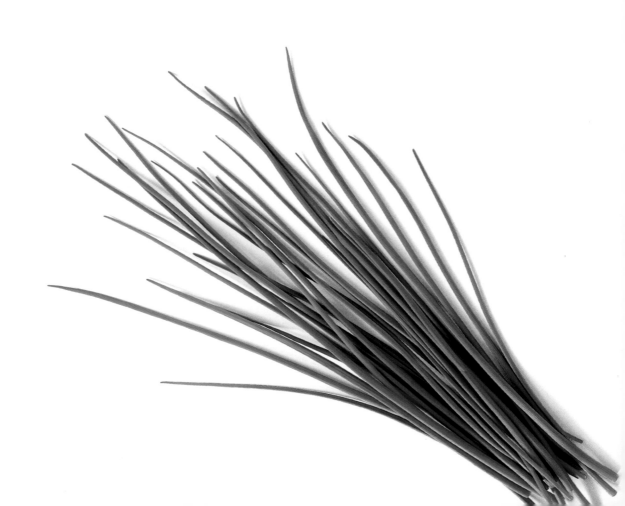

ENELDO

Anethum graveolens

Es una de las hierbas más versátiles. Su uso primordial es el culinario, si bien sus ligeras propiedades medicinales lo hacen ideal para estómagos delicados. Y tiene el beneficio añadido de la sencillez de su cultivo.

HISTORIA

El uso del eneldo como hierba medicinal está registrado desde los tiempos bíblicos, y se cita especialmente en el Talmud, la santa ley judía. Su uso se extendió por todo Oriente Medio y la India. Fue introducido en Europa, como tantas otras hierbas, por los romanos.

CARACTERÍSTICAS

El eneldo es una planta perenne capaz de soportar condiciones duras. Puede alcanzar una altura de 100 cm, por una anchura de 30 cm. El tallo es verde y se ramifica en hojas finas y plumosas. Florece mediado el verano y se agrupa en macizos planos y redondos de florecillas amarillas de gran atractivo para las abejas.

El sabor de la hoja es fuerte y parecido al del perejil; la semilla tiene un gusto más amargo.

PLANTACIÓN Y CULTIVO

El eneldo crece fácilmente de semillas plantadas al final de la primavera. Hay que sembrarlo, pues el eneldo no resiste bien el transplante. La siembra se hará a intervalos de 3 semanas, para asegurarse un suministro permanente.
El eneldo requiere mucho sol, y puede desarrollarse tanto en suelo seco y pobre como en suelo húmedo y bien drenado. Las plantas deben estar separadas unos 25 cm.

RECOLECCIÓN Y USO

Las hojas pueden cortarse en cualquier fase del crecimiento para consumirlas frescas. Para desecarlas, las hojas han de recolectarse antes de la floración. Las semillas se recogen en verano y se secan para usarlas en infusiones o encurtidos. Para secarla, la simiente se envuelve en papel de estraza y se almacena, mientras el tallo debe colgarse boca abajo.

El eneldo se usa en encurtidos o como aderezo de platos de pescado. Resulta un complemento sabroso en casi todas las verduras y ensaladas.

El eneldo tiene un amplio historial como remedio de trastornos digestivos, en especial cólicos infantiles.

TIPOS

SITUACIÓN

TIPO DE SUELO

PROPAGACIÓN

PARTES ÚTILES

USOS

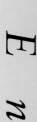

Eneldo

TIPOS

SITUACIÓN

TIPO DE SUELO

PROPAGACIÓN

PARTES ÚTILES

USOS

CAMOMILA

Anthemis nobilis

En la actualidad, la camomila es una las hierbas más populares y extendidas. Una fragancia adicional en un jardín que, gracias a multitud de usos medicinales y terapéuticos, goza de una merecida reputación.

HISTORIA

Entre sus muchas variedades, la camomila o manzanilla romana es la más conocida y utilizada desde la más remota antigüedad, en especial en Europa durante la Edad Media. Sus ligeras propiedades sedantes la convierten en un relajante popular, sobre todo en tisana o infusión. Quedó inmortalizada en los tratados de botánica de Culpeper y Gerard, sin olvidarnos de Beatrix Potter y sus cuentos de Peter Rabbit.

CARACTERÍSTICAS

La camomila romana es robusta perenne, y alcanza los 30 cm. Sus hojas son plumosas y están cubiertas de pelillos, al igual que el tallo. Las flores, que se abren en verano, son parecidas a las de la margarita, con pétalos blancos y centro de color amarillo. Tanto el sabor como la fragancia de la camomila son frescos, limpios, y relajantes.

Se dice que la camomila tiene un efecto animador sobre las plantas mustias si se planta a su lado; añadir infusión de camomila al agua también revitaliza las flores cortadas.

PLANTACIÓN Y CULTIVO

El suelo debe ser arenoso y bien drenado y la camomila debe plantarse a pleno sol, dejando 45 cm entre planta y planta. Las semillas de camomila se plantan en primavera u otoño, mientras la división es más recomendable en primavera. Una humedad excesiva puede dañarla, por lo que, si el suelo es demasiado húmedo, será mejor plantarla en un lecho más elevado.

RECOLECCIÓN Y USO

Las flores de camomila se cosechan en verano. Hay que cortar todo el tallo y secar las flores por separado en rejillas. Las flores secas destinadas a usos medicinales pueden conservarse un año como máximo.

Al igual que un té relajante, la infusión de camomila alivia las molestias o desarreglos digestivos, los trastornos de la menstruación, y atenúa la hiperactividad infantil.

La camomila tiene diversos usos en cosmética, como crema limpiadora, para aclarar el color y acondicionar el cabello, y como tónico sedante para ojos irritados.

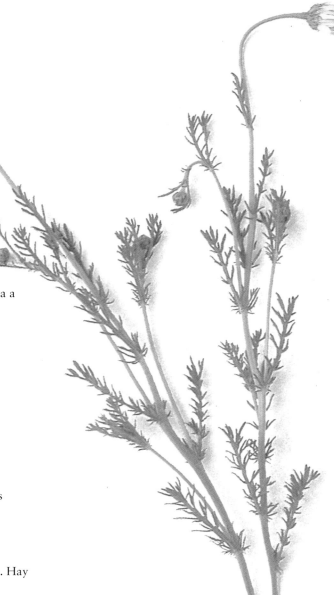

PERIFOLLO

Anthriscus cerefolium

El perifollo, una hierba culinaria de olor agradable, es un componente esencial de las mezclas llamadas *finas hierbas* tan utilizadas en las recetas de la cocina francesa.

HISTORIA

El perifollo ha sido una hierba indispensable en los fogones desde tiempos de los romanos. Ellos la importaron a Europa desde su región original en Oriente Medio. Si en un principio fue muy estimada como "tónica" por ser vivificante y estimulante, hoy su uso más común se da en la cocina.

CARACTERÍSTICAS

Robusta anual, el perifollo puede alcanzar una altura de 45 cm y una anchura de unos 20 cm. Se parece mucho al perejil, con el que está emparentada. Sus hojas son de tipo helecho, y su color varía de verde brillante a castaño rojizo al final del periodo de desarrollo. La planta produce racimos de florecillas blancas que brotan al principio del estío. El perifollo tiene un suave aroma característico, y sus hojas un sabor parecido al del perejil tierno.

PLANTACIÓN Y CULTIVO

El perifollo ha de brotar de la semilla en suelo fértil y con mucha humedad y sombra parcial. Si bien en climas fríos tolera bien la exposición al sol, el calor intenso lo perjudica; florecerá demasiado pronto con temperaturas extremadamente altas. Las semillas deben sembrarse entre la primavera y el otoño. Para una explotación continuada, conviene sembrar a intervalos de tres o cuatro semanas. Hay que dejar un espacio de 20 cm entre las plantas, ya sea en el momento de la siembra o en un trasplante posterior.

RECOLECCIÓN Y USO

Las hojas han de cortarse antes de la floración. En general, es mejor usarlas frescas, aunque, de ser necesario, pueden congelarse. No es aconsejable secarlas, porque conservan su sabor poco tiempo.

El perifollo es más efectivo añadido al plato poco antes de servirlo, y resulta excelente para rociar un asado combinado con mantequilla, en sopas y estofados, o revuelto en ensaladas y guarniciones.

Aunque hoy en día se utiliza poco como remedio, en uso interno, el perifollo combate la retención de líquidos; puede aplicarse externamente en el caso de enfermedades oculares como conjuntivitis o inflamación de párpados.

TIPOS

SITUACIÓN

TIPO DE SUELO

PROPAGACIÓN

PARTES ÚTILES

USOS

PLAGAS/ENFERMEDADES

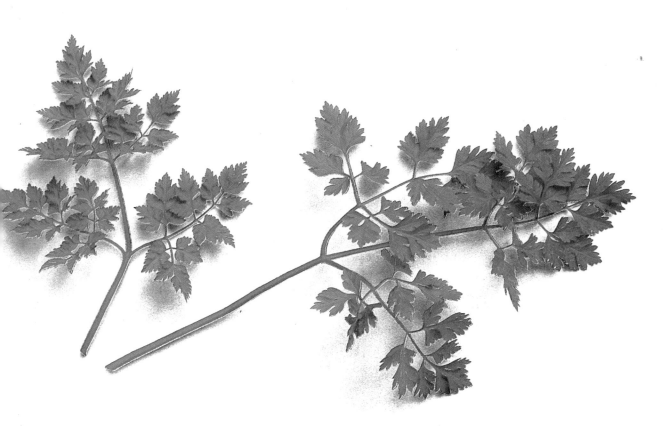

Perifollo

TIPOS

SITUACIÓN

TIPO DE SUELO

PROPAGACIÓN

PARTES ÚTILES

USOS

PLAGAS/ENFERMEDADES

Estragón

ESTRAGÓN

Artemisia dracunculus

Tradicionalmente asociado con la cocina francesa, el estragón es uno de los ingredientes de las clásicas *finas hierbas*. Por sus dificultades para desarrollarse en el exterior, es una hierba ideal para maceta.

HISTORIA

Originaria de la Europa meridional, su nombre botánico proviene de la antigua creencia folclórica de que podía curar las picaduras y mordiscos ponzoñosos, de hay su nombre popular: "hierba del dragón". Antiguamente, no sólo se usaba en la cocina, sino como alivio del dolor de muelas. Hoy, sin embargo, sólo se cultiva como hierba culinaria.

CARACTERÍSTICAS

Robusta perenne, crece hasta los 60 cm y se extiende aproximadamente la mitad; necesita al menos 50 cm entre plantas. Sus hojas, de color verde oscuro, parecidas a la hierba, son más largas en la base de la planta y más cortas en la parte superior del tallo. Sus florecillas blancas brotan a finales de verano. El estragón, de olor y sabor ligeramente anisados, presenta un gusto característico.

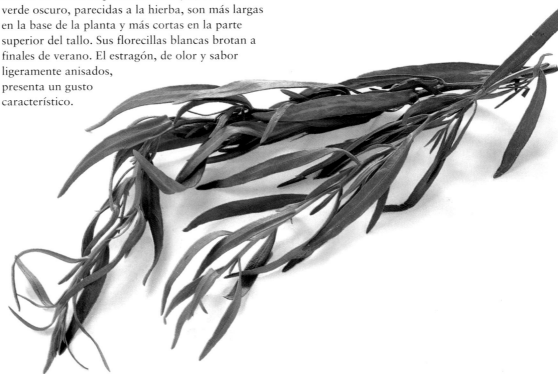

PLANTACIÓN Y CULTIVO

El estragón crece mejor de esqueje o de semillas tempranas; debe ser transplantado en primavera o comienzos del estío. La poda hay que hacerla en otoño, y tener la planta en interior durante los meses de invierno. Lo mejor es plantarlo en tiestos que pueden estar dentro de la casa si el invierno es especialmente duro. Para su desarrollo necesita humedad y un suelo bien drenado y a pleno sol.

RECOLECCIÓN Y USO

Las hojas pueden cortarse en cualquier época durante el periodo de crecimiento para usarlas frescas. Las ramas se secan en el microondas para un mejor resultado, pues su sabor puede disminuir al secarse demasiado despacio.

Dado su fuerte sabor, hay que añadir muy poca cantidad a los platos: unas hojas salteadas en las ensaladas, o añadidas a la rustidera o las ollas, sobre todo con el pollo. Para evitar que el sabor resulte excesivo, es conveniente incorporar el estragón poco antes de que el plato esté listo.

BORRAJA

Borage officinalis

El fresco sabor de la borraja unido a sus atractivas flores azules hacen de ella una planta muy popular entre los amantes de los vegetales.

HISTORIA

De origen europeo, la borraja se usó durante la Edad Media para aromatizar el vino, en especial en las regiones centrales y meridionales, y también como verdura alternativa cuando las cosechas eran pobres. Desde los tiempos antiguos, ha sido considerada elevadora del espíritu; fue cantada por Plinio y, más adelante, citada por John Gerard en su *El Herbario, o Historia General de las Plantas* (1597).

CARACTERÍSTICAS

Esta robusta anual crece hasta 1 m y se extiende unos 25 cm. Sus hojas, venosas y anchas, están cubiertas de pelos plateados, que pueden crecer sin ningún orden. Dichas hojas tienen un sabor extremadamente fresco. Sus flores azules en forma de estrella son particularmente atractivas y crecen en racimos; su floración se inicia a mitad del verano. Al igual que la bergamota, la borraja resulta muy atractiva para las abejas.

PLANTACIÓN Y CULTIVO

Un suelo húmedo y bien drenado a pleno sol producirá prósperas plantas de borraja. También se dará en suelos más pobres, aunque no alcanzará todo su crecimiento potencial. Se necesitan 60 centímetros cuadrados alrededor de cada planta, pues la borraja se propaga fácilmente. Para su desarrollo equilibrado, se recomienda una adecuada humedad del suelo. En suelos muy secos, la borraja es sensible al moho; su raíz puede pudrirse con humedad excesiva. Se siembra en primavera directamente en su lecho. No es recomendable trasplantarla.

RECOLECCIÓN Y USO

Las hojas pueden aprovecharse frescas o secas, y recolectarse preferiblemente en primavera o principios de verano, con la floración. Sean frescas o congeladas, sus hojas aportan un gusto refrescante a las bebidas estivales a base de vino y sirven como aderezo de ensaladas.

Las flores se cortan recién abiertas y se usan en ensaladas, congeladas en cubos de hielo decorativos, o cristalizadas para decorar postres. Hoy se usan menos en medicina, aunque se toman en infusión para bajar la fiebre o las irritaciones de garganta. Una cataplasma de borraja alivia las torceduras y las magulladuras.

Las hojas secas no deben conservarse más allá de un año, porque su sabor y propiedades se pierden con el tiempo.

TIPOS

SITUACIÓN

TIPO DE SUELO

PROPAGACIÓN

PARTES ÚTILES

USOS

PLAGAS/ENFERMEDADES

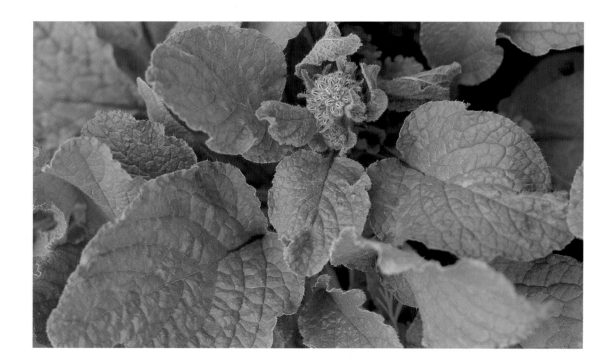

Borraja

TIPOS

○

SITUACIÓN

◐

TIPO DE SUELO

● ●

PROPAGACIÓN

❀

PARTES ÚTILES

○

USOS

◧ ✚

MOSTAZA

Brassica spp.

Una de las hierbas más estimadas y de más fácil cultivo. Nos recuerda nuestra infancia, cuando poníamos sus semillas en pequeños tiestos o en papel secante.

HISTORIA

La popularidad de la mostaza como condimento se remonta a la antigua Grecia y a Roma, donde sus semillas machacadas se mezclaban con el vino. Allá por el siglo séptimo, los chinos empezaron a emplearla en medicina.

CARACTERÍSTICAS

Existen tres tipos de mostaza: *nigra* (mostaza silvestre), *alba* (mostaza blanca) y *juncea* (mostaza negra); esta última es la de uso más común. Al alcanzar una altura máxima de 1,5 m, su cultivo doméstico es más accesible que el de sus parientes, que llegan a una altura muy superior. El tallo de la mostaza es fino y rematado en pequeñas hojas y flores amarillas de cuatro pétalos.

PLANTACIÓN Y CULTIVO

Robusta perenne, la mostaza crece en suelos bien drenados y con mucha luz solar. Es preferible sembrarla en primavera. La variedad blanca se da mejor en interiores, como se demostraba en los típicos experimentos escolares. La mostaza es de muy fácil cultivo, tanto en al aire libre como en interior.

RECOLECCIÓN Y USO

Las vainas de las semillas deben arrancarse a final del estío, justo antes de que acaben de madurar. Una vez extraída, la semilla continuará el proceso de maduración. Ya secas, las vainas pueden almacenarse indefinidamente en un recipiente hermético. La semilla es poco picante. El picor tradicional se produce al mezclar la mostaza seca en polvo con agua. Esta mezcla sólo debe hacerse con agua fría, pues la caliente arruina el sabor.

Además de dar origen a una gran variedad de condimentos, las hojas de mostaza pueden utilizarse en ensaladas y sus semillas se añaden a salsas y encurtidos.

En medicina, la cataplasma de mostaza es un popular remedio contra dolores musculares, artritis, reumatismo y sabañones. Un baño de pies, con mostaza, alivia los catarros y los dolores de cabeza.

Pero hay que tener cuidado, porque la mostaza también posee propiedades irritantes. Las pieles delicadas pueden reaccionar a un prolongado contacto con la mostaza y su abuso en las comidas provocar molestias estomacales.

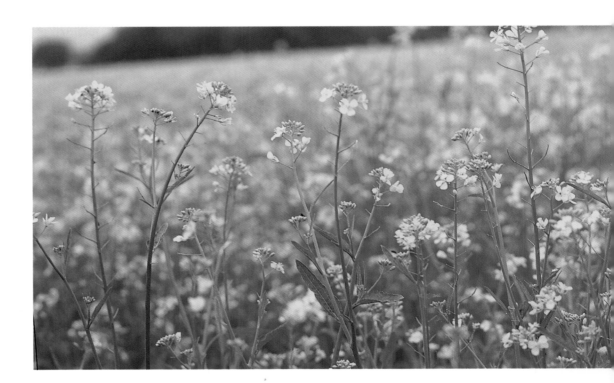

CALÉNDULA

Calendula officinalis

Por sus llamativas flores de color amarillo anaranjado, la caléndula forma parte destacada de muchos jardines rurales.

HISTORIA

Su uso, en sus facetas de colorante y de hierba medicinal, se registra desde tiempos ancestrales en las culturas orientales y europeas. Los antiguos paganos tenían a la caléndula por una flor sagrada. Lo cierto es que, más adelante, el cristianismo asimiló dicha creencia, consagrando a la Virgen María las hermosas flores doradas.

En la Edad Media, sus pétalos fueron muy apreciados como especias.

CARACTERÍSTICAS

Robusta perenne, la caléndula tiene un largo periodo de floración, en general desde el verano hasta las primeras heladas, y sus plantas alcanzan los 30 cm, aunque algunas variantes pueden duplicar dicha altura. Su ancho suele ser la mitad de su altura. Sus hojas son estrechas, puntiagudas y ligeramente pilosas. Las flores son de un vívido naranja o amarillo, y sus pétalos tienen un sabor levemente amargo. La caléndula apenas huele.

PLANTACIÓN Y CULTIVO

La caléndula puede cultivarse al aire libre o trasplantada después de desarrollarse en interior.

En ambos casos, la época ideal es a finales de primavera, cuando el suelo está caldeado. Requiere mucha luz solar aunque, en climas calurosos, puede crecer a la sombra. El suelo ha de estar bien drenado, húmedo, a pesar de que la caléndula aceptaría un suelo pobre si recibe directamente la luz del sol. Se plantan separadas unos 20 cm. Para prolongar la floración, quitar las partes muertas.

RECOLECCIÓN Y USO

Las flores de caléndula deben cortarse recién abiertas. Para ello, las últimas horas de la mañana, cuando el rocío se ha evaporado, son las mejores. Para un óptimo resultado, se corta el tallo lo más cerca posible de la flor. Los pétalos se pueden usar frescos o secos. Para secarlos, hay que colocarlos separados entre hojas de papel de estraza y guardarlos en lugar sombrío. Cuando están secos, los pétalos se conservan en un envase hermético, en lugar oscuro y seco. También pueden desecarse en el microondas.

Los pétalos frescos pueden añadirse a las ensaladas para lograr un efecto visual especial, o seco para dar color al arroz, conservas o productos lácteos. Las flores enteras también constituyen un adorno atractivo.

Apreciada en un principio por sus aplicaciones cosméticas, la caléndula puede usarse en cremas hidratantes para la piel o lavados para acondicionar el cabello. Los pétalos se usan también para aliviar irritaciones oculares y dérmicas, y restaña los rasguños y arañazos. Una infusión de caléndula alivia los dolores estomacales. Los tratamientos de caléndula no son aconsejables durante el embarazo.

TIPOS

SITUACIÓN

TIPO DE SUELO

PROPAGACIÓN

PARTES ÚTILES

USOS

PLAGAS/ENFERMEDADES

Caléndula

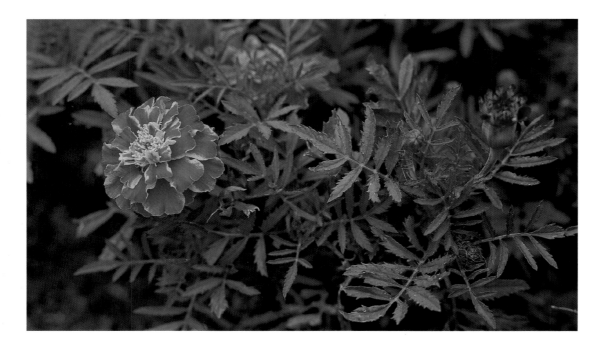

Matricaria

Tipos

Situación

Tipo de suelo

Propagación

Partes útiles

Usos

Plagas/Enfermedades

MATRICARIA

Chrysanthemum parthenium

La matricaria, una variedad de la familia de flores blancas y doradas emparentada con la margarita vulgar, es una planta decorativa durante todo el año.

HISTORIA

Originaria del sur de Europa, pero introducida en zonas templadas de América del Norte e Inglaterra, las cualidades medicinales de la matricaria han sido apreciadas durante siglos. Junto con otras plantas similares, la matricaria formaba parte de los ritos del cristianismo primitivo como hierba purificadora que se tomaba después de la tradicional Cuaresma.

CARACTERÍSTICAS

Robusta perenne cuya altura llega a los 60 cm, la matricaria produce, durante el verano y hasta mediado el otoño, numerosas flores similares a la margarita. Incluso cuando las flores se marchitan a finales de año, la matricaria sigue conservando el atractivo gracias a sus hojas serradas y suaves, cuyo color varía del verde pálido al verde anaranjado, que pueden llegar a los 8 cm de largo. Dichas hojas tienen un sabor desagradable y amargo que desaconseja su uso en la cocina.

PLANTACIÓN Y CULTIVO

Capaz de crecer en suelos pobres, si están bien drenados; en tal caso, la matricaria debe plantarse a pleno sol; en caso contrario, es aconsejable hacerlo entre sol y sombra. Por semillas, se planta en primavera u otoño, y por esqueje en primavera y verano. Las hojas muertas deben eliminarse regularmente, pues la matricaria sufre plagas con facilidad. Sus plantas deben espaciarse unos 30 cm. Como es muy vulnerable a los pulgones, habrá que revisarla con regularidad.

RECOLECCIÓN Y USO

Las hojas deben cortarse antes de la floración y se secan para su uso medicinal. Para utilizarlas frescas, se recolectan flores y tallos recién florecida la planta. Los tallos se secan colgados boca abajo. Las hojas se pueden congelar.

La matricaria es un alivio muy eficaz de los dolores de cabeza. Sus hojas se toman en infusión, o enteras, frescas o secas. Para paliar su sabor amargo, es aconsejable endulzarlas, por ejemplo con miel. Para que sea efectiva se recomienda una dosis diaria de tres hojas para los dolores de cabeza. La matricaria también calma los dolores artríticos o menstruales.

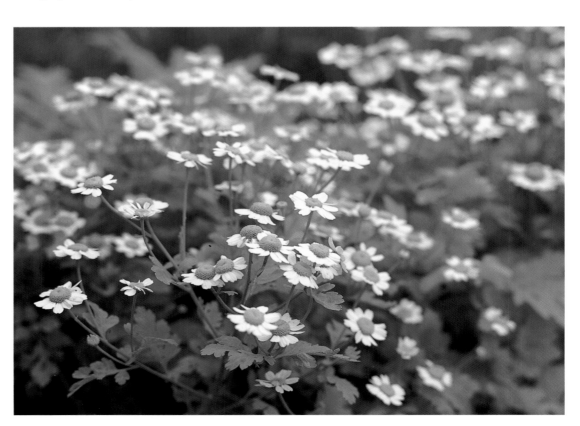

CILANTRO

Coriandrum sativum

Hierba popular en las cocinas, sobre todo en Asia y América Central, el cilantro es fácil de cultivar y resulta ideal para aquellas personas que se inician en el cultivo de hierbas de jardín.

HISTORIA

Bien conocido entre las antiguas culturas de Europa, Asia y Sudamérica, el cilantro lleva siglos usándose en medicina y en cocina, aunque hoy día sus cualidades médicas son poco explotadas. Los romanos lo introdujeron en Inglaterra, y gozó de enorme popularidad en la época de los Tudor. Tan extendido estaba su uso, que fue una de las primeras plantas aportadas al "Nuevo Mundo" por los colonos de América del Norte.

CARACTERÍSTICAS

El cilantro es una planta robusta anual que puede alcanzar una altura de 60 cm y extenderse hasta 22 cm. Las hojas de cilantro son planas y similares a las de algunos tipos de perejil. Las flores, rosas o blancas, crecen en ramos y aparecen hacia el final del verano. El cilantro es una planta aromática; sus hojas tienen un sabor intenso; sus semillas resultan más suaves al paladar.

PLANTACIÓN Y CULTIVO

El cilantro se planta en primavera y estío. En época temprana, requiere mucha luz solar, mientras que, si se planta con mucho calor, necesita luz filtrada o sombra parcial. El cilantro no responde bien a los trasplantes, es mejor plantar directamente las semillas en el lugar elegido. El suelo deber estar bien drenado y húmedo. Las plantas de cilantro se reproducen con facilidad. Cuando esto ocurre, hay que estar muy pendiente y podar los tallos antes de que brote el capullo, para evitar la extensión excesiva de la planta. Conviene dejar unos 20 cm alrededor de cada planta y asegurarse de que el suelo esté bien drenado, ya que un exceso de humedad puede pudrir las raíces.

RECOLECCIÓN Y USO

Las hojas deben cortarse jóvenes, en general cuando la planta ronda los 15 cm de altura. Congeladas, se conservan mejor que secas. Las semillas deben haber madurado por completo antes de cosecharlas.

Por lo común, las hojas se usan como aderezo de platos mexicanos como salsas picantes, y frescas en ensalada. Las semillas también se usan en salsas y guisos; con ellas, los asados adquieren un sabor picante característico. Su raíz se cocina como una verdura, aunque quizá su sabor no satisfaga todos los paladares.

Pese a que hoy no se usa mucho como hierba medicinal, la semilla de cilantro puede masticarse para paliar los trastornos digestivos; las cataplasmas de semillas majadas alivian los dolores articulares y también las hemorroides.

TIPOS

SITUACIÓN

TIPO DE SUELO

PROPAGACIÓN

PARTES ÚTILES

USOS

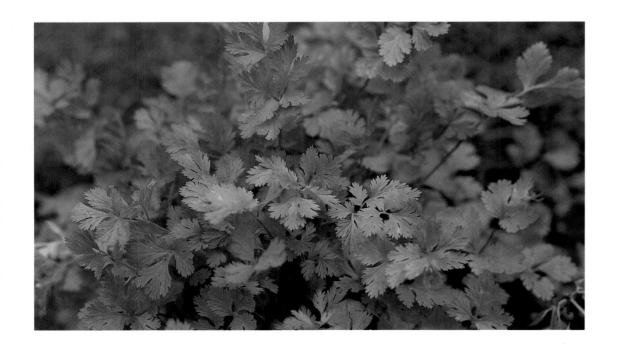

Cilantro

TIPOS

SITUACIÓN

TIPO DE SUELO

PROPAGACIÓN

PARTES ÚTILES

USOS

HINOJO

Foeniculum vulgare

Las nervaduras de las hojas y las flores amarillas del hinojo hacen de él una hierba muy atractiva, ideal para cultivar al fondo de un arriate. Además de su atractivo visual, es delicioso en múltiples recetas y posee beneficiosas cualidades terapéuticas.

HISTORIA

Originario de las regiones mediterráneas y elemento básico en la cocina italiana, el hinojo se ha adaptado a las zonas templadas de todo el mundo, incluida California. Su uso en Inglaterra se remonta a la conquista normanda. En la época medieval, era un condimento popular, en especial con pescados pero, por su sabor tan sutil, las semillas solían masticarse durante la Cuaresma para mitigar las punzadas de hambre en tiempo de ayuno.

CARACTERÍSTICAS

El hinojo, una robusta perenne, alcanza una altura de 1,5 m, y se extiende aproximadamente la mitad. Sus hojas filiformes y nervudas destacan en un arriate, pues conviene plantarla como fondo de otras plantas con mucho espacio para su desarrollo. El tallo es rígido, muy ramificado, y de color verde pálido. Las umbelas pueden adquirir una anchura de 15 cm, y brotan a mitad del estío. Las semillas, planas y ovaladas, se forman a finales de verano. Las hojas del hinojo tienen un sabor más delicado que sus semillas, pero el gusto y el aroma de ambas es parecido al del anís.

PLANTACIÓN Y CULTIVO

Aunque puede realizarse en otoño, la primavera es la mejor época para la plantación del hinojo. Las semillas deben plantarse directamente en el lugar elegido. Como nativa de la región mediterránea, la planta del hinojo necesita mucho sol, aunque si éste es muy intenso, no le viene mal un poco de sombra. El hinojo reclama un suelo húmedo y bien drenado, pues el exceso de agua puede perjudicarlo. Como la planta de hinojo se expande a lo ancho, hemos de procurar tener cuidado con el espacio, dejando al menos 15 cm entre planta y planta. Si vivimos en un lugar de duros inviernos, es preferible invernar los retoños en tiestos con tierra seca desde primeros de noviembre y conservarlos en un lugar frío y seco.

RECOLECCIÓN Y USO

Las hojas pueden cortarse en cualquier momento durante el periodo de crecimiento, si bien su base es más tierna en primavera. Las raíces han de arrancarse en otoño y desecarse. Sus semillas pueden usarse sin madurar en platos frescos, o maduras y secas. Las semillas maduras deben recolectarse antes de la caída y desecarse en bolsas de papel.

Las hojas de hinojo son muy populares en platos de pescado, aunque constituyen un acompañamiento delicioso para el cerdo, la pasta y las ensaladas. Los tallos se preparan como verdura y, como pierden su sabor con una temperatura excesiva, han de añadirse al plato poco antes de servir. Las semillas se usan como especie, particularmente en Oriente.

El hinojo también tiene propiedades medicinales. Una infusión de semillas molidas soluciona los problemas digestivos tanto en adultos como en niños; también con ella se hacen gargarismos en caso de trastornos bucales o de garganta. Las semillas se mastican para refrescar el aliento.

Aunque el hinojo se ha adaptado a climas más fríos que la región mediterránea original, conviene tomar precauciones si vivimos en áreas de inviernos duros.

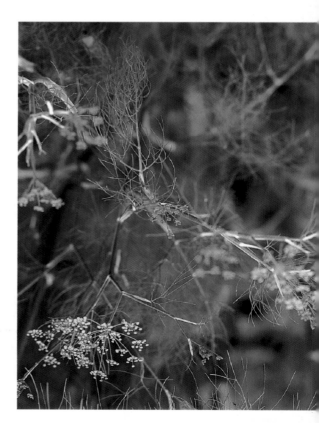

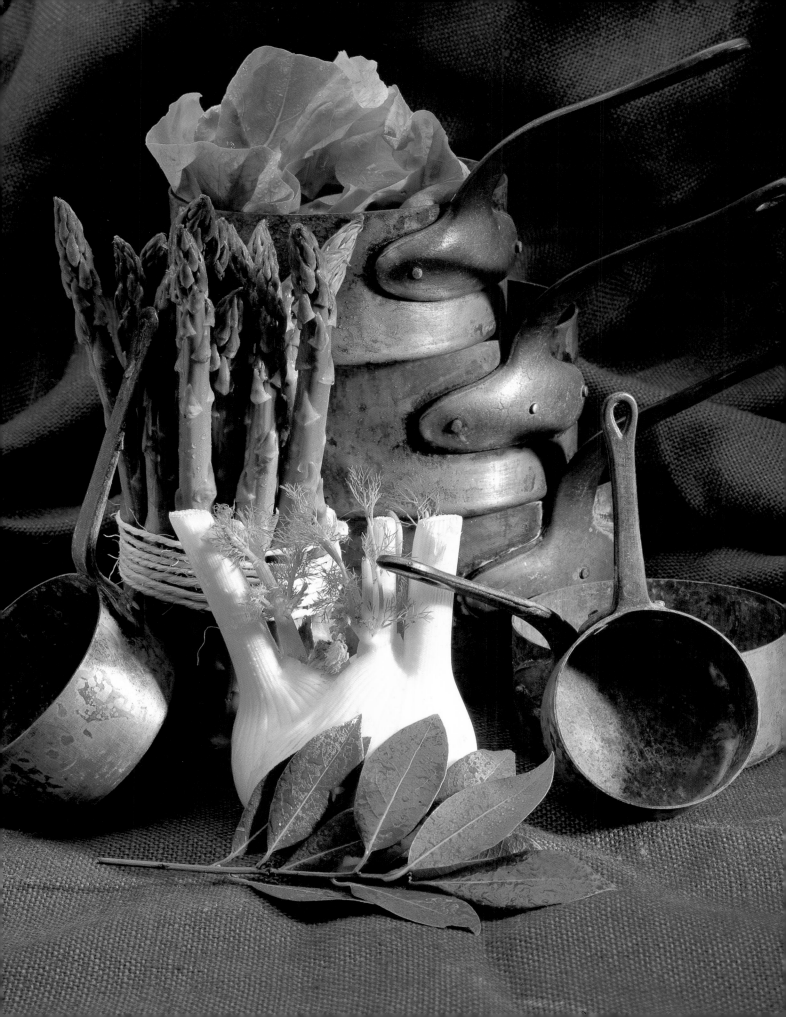

TIPOS

SITUACIÓN

TIPO DE SUELO

PROPAGACIÓN

PARTES ÚTILES

USOS

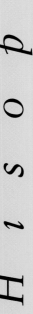

HISOPO

Hyssopus officinalis

El hisopo, atractiva y floreciente hierba que reúne muchas de las características de la familia de la menta, a la cual pertenece, es idóneo para cultivadores principiantes gracias a su desarrollo relativamente fácil y su razonable resistencia.

HISTORIA

Citado en textos precristianos en los que se le atribuían propiedades purificadoras, el hisopo es originario de zonas de Europa y Asia, aunque se ha extendido por todo el mundo. Si en tiempos fue una de las hierbas más conocidas por su uso en medicina, su popularidad ha declinado bastante en los últimos siglos.

CARACTERÍSTICAS

Robusta perenne, alcanza una altura de 90 cm, y se extiende unos 40 cm. De hojas finas y puntiagudas que salen de un tallo alto y ramificado, florece de mediados de estío hasta otoño en altas espigas con delicadas flores azules. El aroma de la planta es ligeramente mentolado, con un toque amargo.

PLANTACIÓN Y CULTIVO

El hisopo prefiere un suelo seco y bien drenado, con mucha luz solar. Sus semillas han de plantarse en otoño o primavera; los esquejes se plantan en verano. Para un desarrollo óptimo, hay que podar las plantas en primavera. Se plantan dejando entre ellas un espacio de unos 30 cm.

RECOLECCIÓN Y USO

Cortar las hojas antes de la floración y trocearlas en caso de uso inmediato, o cortarlas con tallo caso de desecarlas, lo que se hará mejor colgándolas boca abajo. Las flores se recolectan nada más abrirse el capullo.

El hisopo tiene un sabor bastante fuerte, por lo que conviene añadirlo a los platos en pequeñas cantidades. Las hojas pueden incorporarse a las ensaladas, y tanto hojas como flores pueden incluirse en rellenos, sopas y guisos.

El uso medicinal del hisopo está indicado como alivio de las inflamaciones y congestiones bronquiales, o en gárgaras para molestias de garganta.

El peculiar aroma del hisopo lo hace ideal para utilizarlo en centros florales y adornos de flores secas.

LAUREL

Laurus nobilis

El laurel es una de las hierbas más versátiles: proporciona un sabor delicioso a determinados platos o es perfecto como elemento decorativo tanto en platos como en interiores.

HISTORIA

Originario de Asia, el laurel es una de las plantas más populares en las civilizaciones clásicas. Como muestra, la tradicional corona de laurel, aún conocida hoy en día, símbolo de victoria y valor. Entre los antiguos griegos y romanos, una corona de hojas de laurel premiaba a aquellos que destacaban en la milicia o las artes. Si bien el laurel se ha usado históricamente con fines medicinales, hoy en día su uso más extendido es en la cocina.

CARACTERÍSTICAS

Un laurel puede alcanzar 7 m de alto por 2 m de ancho. Sus características hojas verde oscuro, lanceoladas y nervudas, lo convierten en una planta ornamental al igual que útil. Los tallos, grisáceos y lisos, son una base ideal para un motivo floral. Sus flores, pequeñas y amarillas, brotan en las postrimerías de la primavera. Muy aromáticas, las hojas tienen un sabor fuerte y peculiar, sabor que conservan durante la cocción.

PLANTACIÓN Y CULTIVO

Hay que plantar el laurel en primavera, con esquejes cortados a principios de verano. Requiere un terreno húmedo, bien drenado y parcialmente sombreado. Puede sufrir bajo el duro clima invernal, por lo que precisa una posición resguardada en el jardín. Si nuestros inviernos son especialmente duros, lo mejor es plantarlo en una maceta y sacarlo al exterior en los meses más cálidos. Un tiesto de laurel es muy decorativo y no difícil de manipular mientras no alcance los 2 ó 3 m de altura.

RECOLECCIÓN Y USO

Las hojas se recolectan en verano y se secan; aunque su sabor disminuye levemente, se conservan más de un año. Se secan colgadas en haces en lugar cálido y seco.

La hoja del laurel es elemento principal en un ramillete surtido, aunque se usa más añadido a sopas, salsas, y caldos. También da un delicioso gusto a los postres. Su sabor es fuerte, y una (o media) hoja suele ser suficiente para cada guiso.

Las infusiones de hojas de laurel alivian las indigestiones, los cólicos y la flatulencia. Dichas hojas pueden servir igualmente en casos de torceduras y contusiones.

El laurel es también muy estimado como especia, pues sus hojas molidas dan un aroma peculiar. Las hojas del laurel, introducidas en recipientes de harina o similares, evitan el gorgojo.

TIPOS

SITUACIÓN

TIPO DE SUELO

PROPAGACIÓN

PARTES ÚTILES

USOS

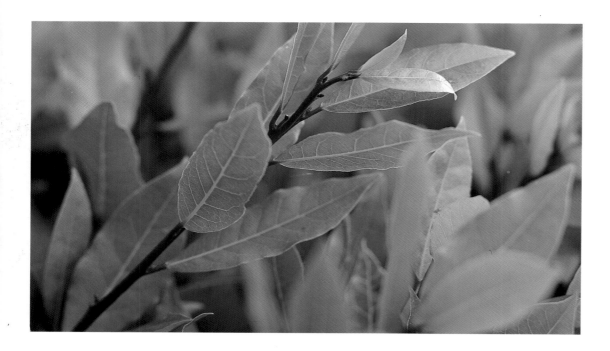

Laurel

TIPOS

SITUACIÓN

TIPO DE SUELO

PROPAGACIÓN

PARTES ÚTILES

USOS

PLAGAS/ENFERMEDADES

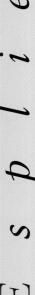

ESPLIEGO

Lavandula augustifolia

El espliego es, con seguridad, una de las plantas más populares del mundo. De atractivo aspecto, con un perfume agradable y multiplicidad de aplicaciones tanto en cosmética como en medicina, resulta siempre indispensable.

HISTORIA

De origen europeo, el espliego se extiende hoy por casi todo el mundo. Utilizado desde la antigüedad como base de perfumes y aceites aromáticos, el olor suave del espliego ha servido desde la Edad Media para disimular los malos olores; existía la creencia de que su aroma prevenía la peste y otras enfermedades. Componente básico de los saquitos aromatizantes victorianos, sigue aportando su frescor a las mezclas contemporáneas.

CARACTERÍSTICAS

El espliego es un arbusto perenne que se desarrolla hasta una altura de 90 cm, aunque algunas variedades enanas llegan a un máximo de 20 cm. Crece en ramos de tallos de hojas finas lanceoladas lineales de bordes replegados. La flor, púrpura y a veces blanca, se desarrolla en cabezuelas espigadas en la parte superior, y aparece mediado el estío. En un jardín, sus flores son especialmente atractivas para las abejas.

PLANTACIÓN Y CULTIVO

El espliego se desarrolla mejor en terrenos secos y bien drenados. Crece a pleno sol. Se planta en primavera a partir de semillas; por esquejes, a finales de esta estación o principios de otoño, y por acodo en primavera o verano. Hay que dejar 30 cm entre cada planta. Para evitar que las hojas se desparramen, se recomienda podar la planta en primavera.

RECOLECCIÓN Y USO

Las flores se recolectan recién abiertas para usarlas frescas o secas. El espliego seco conserva su aroma varios meses; para un resultado óptimo, pondremos los tallos a secar en un lugar fresco y oscuro. Los pétalos secos pueden destilarse o guardarse en saquitos para que aromaticen una habitación o un cajón.

La infusión es recomendable para calmar los nervios; meter espliego en la almohada facilita el sueño. Su perfume es muy refrescante; la colonia de espliego o lavanda se utiliza mucho en viajes.

Este aroma tiene fama de ser un gran repelente de insectos; su aceite se usa, precisamente, para proteger la piel. Una infusión de espliego también puede calmar la desazón producida por la picadura de un insecto.

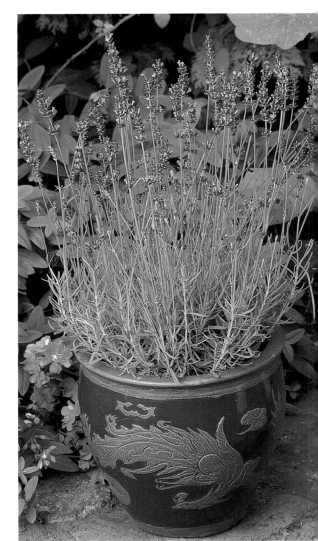

LEVÍSTICO

Levisticum officinale

Muy similar al apio por su aspecto y su gusto, el levístico se ha usado tradicionalmente en medicina, aunque hoy día su uso más común es la gastronomía.

HISTORIA

Utilizada por griegos, romanos, y nativos de la Europa meridional, el levístico adquirió su máxima popularidad hasta la Edad Media, en que empezó a caer en desuso. Predominantemente usado como adorno y por sus propiedades medicinales para sosegar trastornos estomacales, el levístico fue en su día ingrediente de pociones amorosas, de ahí su nombre popular: "perejil del amor".

CARACTERÍSTICAS

Robusta perenne, llega a alcanzar 2 m de altura por la mitad de ancho. El levístico tiene un tallo recto y acanalado, ramificado sólo en la parte superior. En él brotan las hojas, pequeñas y dentadas, y los pequeños grupos de flores amarillentas que aparecen en verano.

PLANTACIÓN Y CULTIVO

Se siembra en otoño a partir de la semilla, o por esqueje en primavera. Sus condiciones ideales son un suelo húmedo y bien drenado y sombra parcial. Como la planta ensancha con rapidez, dejaremos 60 cm entre planta y planta.

RECOLECCIÓN Y USO

Para usarlas frescas, las hojas pueden recolectarse en cualquier época durante el periodo de desarrollo. Para desecarlas, las hojas deben recogerse poco antes de la floración. Las semillas se cosechan a finales de estío y se envuelven en papel de estraza hasta que maduren. El levístico pierde su aroma con rapidez, por lo que resulta más conveniente secarlo en el microondas.

Sus hojas pueden usarse en ensaladas, sopas y estofados sustituyendo al perejil. Los tallos troceados pueden comerse como verdura, aunque resultan correosos y fibrosos.

El levístico posee propiedades antisépticas, por lo que funciona como desinfectante en pequeñas heridas. Se puede tomar en infusión para combatir indigestiones, cólicos y cistitis.

TIPOS

SITUACIÓN

TIPO DE SUELO

PROPAGACIÓN

PARTES ÚTILES

USOS

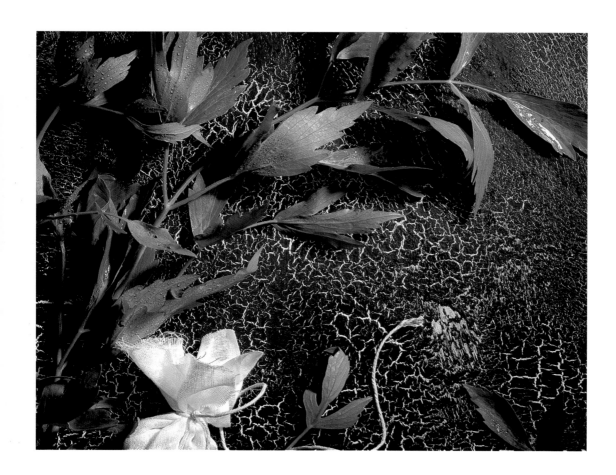

Levístico

TIPOS

SITUACIÓN

TIPO DE SUELO

PROPAGACIÓN

PARTES ÚTILES

USOS

PLAGAS/ENFERMEDADES

MELISA

Melissa officinalis

El fresco olor a limón convierte a esta planta en una delicia para el jardín. Las abejas se sienten atraídas por su fuerte aroma; el regustillo a limón de su perfume y su sabor hacen una tisana deliciosa.

HISTORIA

Originaria de la Europa meridional, la melisa o toronjil está extendida por todo el mundo. Disfrutó de enorme popularidad en la Edad Media y fue una de las hierbas escogidas que los pioneros llevaron a América. La melisa se ha tomado en infusión desde tiempos inmemoriales; se le suponían efectos calmantes, casi sedantes. Ésta es la razón de su popularidad entre las damas nerviosas en la época victoriana. Incluso hoy se considera una bebida relajante.

CARACTERÍSTICAS

La melisa es una robusta perenne con un altura máxima de 60 cm y similar anchura. Miembro de la familia de la menta, presenta un característico tallo cuadrado y grueso y hojas dentadas cuya tonalidad varía del amarillo verdoso al verde oscuro. Sus pequeñas flores blancas brotan en verano.

PLANTACIÓN Y CULTIVO

La melisa se da en suelos húmedos y bien drenados, en la parte más cálida del jardín. Primavera y otoño son las mejores épocas para plantarla, sea por semillas, esquejes o división.

La melisa se propaga fácil y rápidamente, por eso, lo mejor para tener controlado su desarrollo es plantarla en tiestos o maceteros.

RECOLECCIÓN Y USO

La recolección debe hacerse al comienzo de la floración. Las hojas pueden usarse frescas, y los tallos troceados y desecados para su uso en infusiones o tinturas. Las hojas y los tallos se secan en una redecilla; las hojas se congelan para utilizarlas en té de menta.

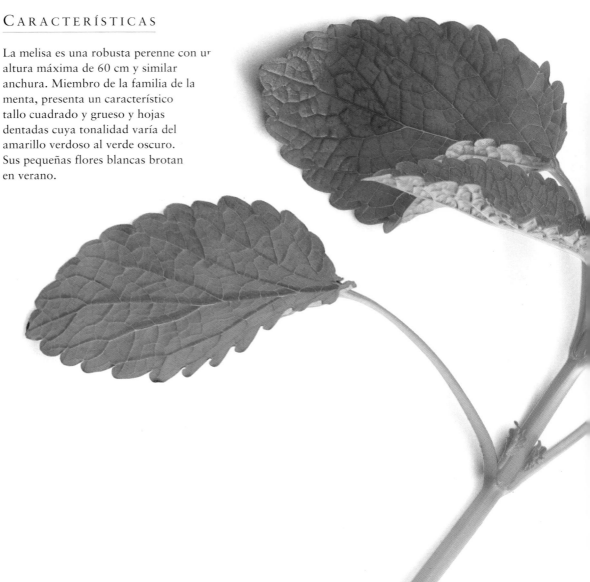

Melissa

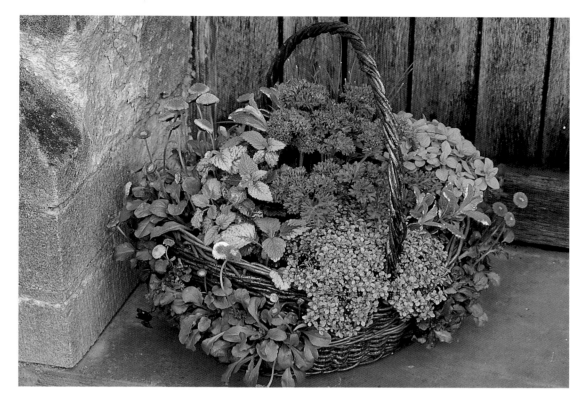

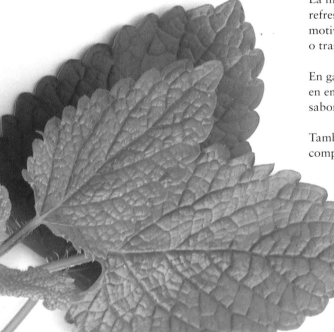

La melisa, tomada en infusión o tisana, es refrescante y relajante, y alivia las tensiones motivadas sobre todo por el estrés, como jaquecas o trastornos estomacales de origen nervioso.

En gastronomía, la melisa fresca se usa sobre todo en ensaladas, y las hojas proporcionan también un sabor mentolado a sopas y estofados.

También se utiliza en aromaterapia, en la que es un componente esencial para varias mezclas.

M e l i s a

TIPOS

SITUACIÓN

TIPO DE SUELO

PROPAGACIÓN

PARTES ÚTILES

USOS

PLAGAS/ENFERMEDADES

MENTA

Mentha spp.

La familia de la menta es muy amplia y abarca distintas variedades. Unas son más parecidas que otras, aunque nosotros hayamos optado por agruparlas. Todas ellas son muy populares y se dan en todo el mundo.

HISTORIA

La mayoría de las variedades, utilizadas ya por los antiguos griegos y romanos, son originarias de la región mediterránea, aunque otras provienen de Asia. La menta, en sus variantes silvestre y cultivada, crece en la mayoría de los países. Dos de sus variedades más populares, la piperita y la menta verde, fueron introducidas por los romanos, que también están considerados como los creadores de la siempre popular salsa de menta.

CARACTERÍSTICAS

Las mentas son robustas perennes, y casi todas sus variantes pueden alcanzar los 45 cm de alto por 30 cm de ancho, aunque depende de la variedad específica. Los tallos tienden a ser cuadrados; las hojas, de ovadas a acorazonadas. Su escala tonal va del verde pálido al oscuro. Muchas hojas son lanceoladas. Florece en las postrimerías del estío; sus flores son delicadas, blancas, rosáceas, o púrpuras.

Cada variedad de menta difiere en tacto y gusto. El mastranzo, por ejemplo, tiene un paladar suave mientras que la piperita resulta más fresca y más fuerte.

PLANTACIÓN Y CULTIVO

La menta se da mejor a partir de esquejes o comprándola en un vivero, puesto que es difícil obtenerla de semillas. Se desarrolla bien en suelo húmedo y, aunque el pleno sol no la perjudica, es más conveniente ubicarla en sombra parcial. Como su desarrollo es rápido, tanto hacia arriba como por sus raíces, dejaremos algo más de 60 cm entre planta y planta. La menta agarra fácilmente junto al césped, por eso, si no deseamos que esto ocurra, la plantaremos en lecho aparte, en tiestos o en jardineras.

RECOLECCIÓN Y USO

Las hojas, para consumirse frescas o para desecarlas, se cortan en época de desarrollo. Si se van a secar, las plantas deben cortarse al comienzo de la floración, y colgarlas boca abajo o dejarlas en redecillas. También se conservan bien en el congelador.

La menta añade un sabor delicioso a muchos platos. Las hojas frescas se combinan con ensaladas, cordero, pescado o verduras. La tradicional salsa de menta es un exquisito aderezo para el cordero. La menta también puede añadirse a bebidas veraniegas, jaleas, postres, y helados.

Medicinalmente, la menta alivia el malestar estomacal, la indigestión, y la flatulencia. La infusión de menta verde o de piperita ayuda a conciliar el sueño.

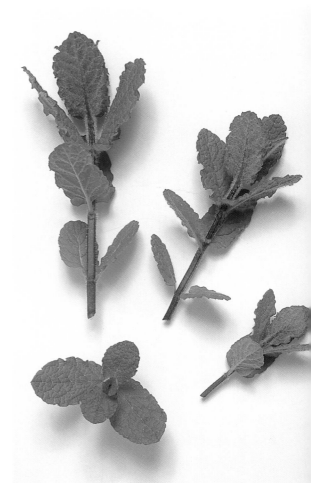

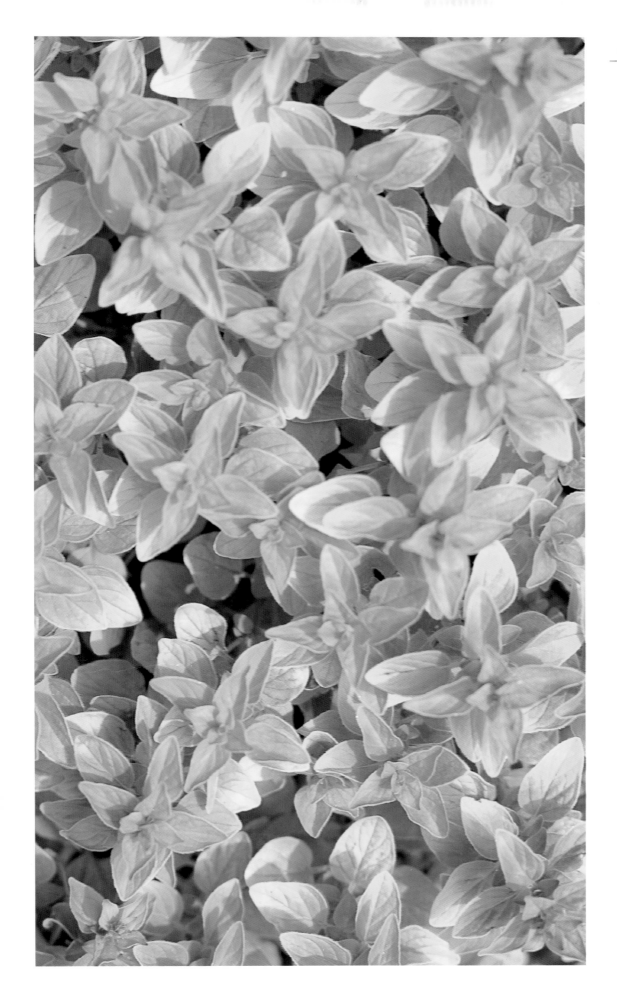

M e n t a

TIPOS

SITUACIÓN

TIPO DE SUELO

PROPAGACIÓN

PARTES ÚTILES

USOS

PLAGAS/ENFERMEDADES

BERGAMOTA

Monarda didyma

Una de las hierbas más plantadas por su hermoso aspecto, la bergamota, constituye un magnífico complemento en cualquier jardín ornamental.

HISTORIA

Originaria de América del Norte, y muy utilizada como estimulante por los primitivos indígenas norteamericanos, en particular por la tribu de los *oswego*, en el Lago Ontario, la bergamota ocupa un lugar destacado en la historia de América. Poco antes de la Guerra de Independencia, muchas familias consumían "té Oswego", como protesta por los impuestos del gobierno británico sobre las importaciones de té.

CARACTERÍSTICAS

Robusta perenne, alcanza 1,5 m de altura, y 30 cm de ancho. Sus hojas son color verde oscuro, a veces con un ligero tono rojizo, pilosas y dentadas. Sus flores pueden ser escarlatas o púrpuras, aunque la variedad roja es la más común. Las flores aparecen hacia la mitad del verano, abriéndose en la parte superior del tallo y con característicos pétalos tubulares. La bergamota roja posee un aroma a limón; se conoce popularmente como "bálsamo apícola" por la atracción que sienten por ella las abejas.

PLANTACIÓN Y CULTIVO

La bergamota prefiere los suelos arenosos, bien drenados, de sombra parcial, aunque se desarrolla a pleno sol si tiene humedad. Sus semillas se plantan en primavera; los esquejes o las divisiones se realizan en verano o a finales de primavera. La bergamota crece muy deprisa y necesita mucho espacio: al menos 60 cm cuadrados. Cuando el verano es especialmente seco, la bergamota se marchita.

RECOLECCIÓN Y USO

Para consumirlas frescas, hay que cortar las hojas a principios de verano, antes de que nazcan las flores. Si queremos desecarlas, las tenderemos para su secado natural o nos valdremos del microondas. Si se desea secar las flores, hay que cortarlas, una vez abiertas del todo, y colgarlas.

Las flores de bergamota constituyen un atractivo complemento a las ensaladas, mientras las hojas se reservan para infusiones. La infusión tiene un gusto parecido al del té Earl Grey. Aunque no se usa especialmente como hierba medicinal, la bergamota puede ser relajante y atenuar los trastornos digestivos.

Las flores secas realzan las decoraciones florales y los centros de mesa.

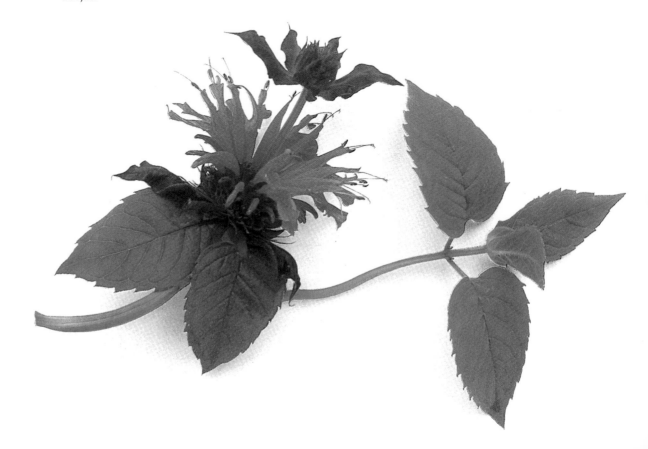

HIERBA GATERA

Nepeta cataria

Mejor conocida por el efecto que produce en los gatos que por sus propiedades culinarias, la hierba gatera también merece ocupar un lugar en nuestro jardín.

HISTORIA

Nativa de zonas asiáticas y europeas, la hierba gatera fue muy usada en tiempos, en especial para combatir catarros y afecciones bronquiales, como recoge Gerard en su *Herbario*. Hace siglos que se utiliza en China como hierba medicinal.

CARACTERÍSTICAS

Puede crecer hasta los 90 cm y extenderse 40 cm. Sus hojas tienen forma de corazón con bordes dentados; tanto hojas como tallos son pilosos. Las flores brotan en espiga hacia mitad del estío, variando su color de blanco a violeta. La peculiaridad de esta hierba es la irresistible atracción que ejerce sobre los gatos, de ahí su nombre y que suela venderse en tiendas de mascotas.

PLANTACIÓN Y CULTIVO

La hierba gatera precisa un suelo húmedo y bien drenado, con preferencia a pleno sol. Las semillas se plantan en primavera u otoño, en tanto que la división se hace en primavera. Debe podarse al concluir el periodo de desarrollo para asegurar una buena floración al año siguiente. Hay que dejar unos 25 cm alrededor de cada planta. Aunque puede marchitarse bajo condiciones extremadamente calurosas, el mayor peligro para esta hierba son los gatos. Para impedir que los felinos la estropeen, conviene protegerla con una tela metálica.

RECOLECCIÓN Y USO

La hierba gatera raramente se usa en gastronomía, aunque una infusión puede tener efectos sedantes y combate el estrés y el insomnio.

TIPOS

SITUACIÓN

TIPO DE SUELO

PROPAGACIÓN

PARTES ÚTILES

USOS

PLAGAS/ENFERMEDADES

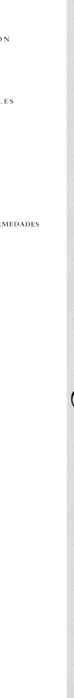

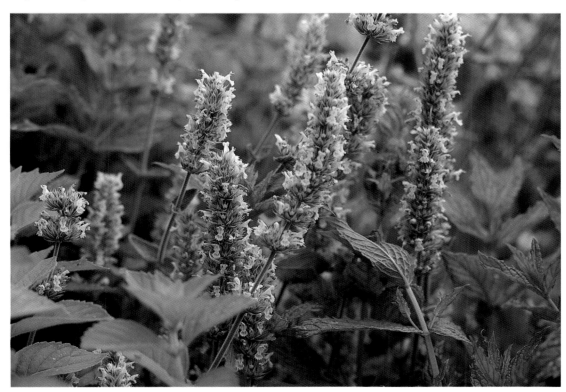

TIPOS

SITUACIÓN

TIPO DE SUELO

PROPAGACIÓN

PARTES ÚTILES

USOS

PLAGAS/ENFERMEDADES

Albahaca

ALBAHACA

Ocimum basilicum

La albahaca es una de las hierbas más universales. Casi todas sus variedades pueden utilizarse en la cocina, aunque la albahaca suave, la que vamos a tratar aquí, es la más usada en casi todos los fogones del mundo. Por su fácil cultivo, su suave aroma y su sabor delicioso, podemos considerarla la hierba perfecta.

HISTORIA

La albahaca proviene de la India, donde sigue siendo considerada sagrada por los hindúes y sólo superada por el loto. La mayoría de los hogares y templos hindúes tienen albahaca plantada por considerarla una hierba protectora. Desde la India, la albahaca pasó a Europa a través de Oriente Medio. Las antiguas culturas griega, egipcia y romana la apreciaron mucho, hasta el punto de que "basilikon", el nombre griego de esta hierba, significa "regia".

CARACTERÍSTICAS

Delicada anual, la albahaca crece hasta los 60 cm. El aspecto de sus hojas cambia según la variedad. La más usual tiene hojas verde oscuro, satinadas y de bordes rizados. Los tallos son algo leñosos y dispersos. Sus flores, espigadas y normalmente blancas, brotan a mitad de verano y en otoño. La albahaca es particularmente aromática, con un olor fresco, entre menta y pimienta. Su sabor es una deliciosa combinación de dulce y picante, lo que la convierte en el aderezo ideal de muchos platos.

PLANTACIÓN Y CULTIVO

Por semillas, se planta en primavera y se trasplanta a macetas, o a finales de primavera o principios de estío directamente a su arriate en el jardín. Para mejorar el crecimiento y retrasar la floración, se recomienda cortar los ápices. La albahaca prefiere un suelo húmedo, bien drenado, y pleno sol. Crece muy bien en macetas en un balcón soleado; es la hierba ideal cuando el espacio de que disponemos es limitado. Entre planta y planta, precisa mucho espacio: de 30 a 45 cm. Hay que prestar atención a si se marchita o la atacan pulgones u orugas.

RECOLECCIÓN Y USO

La albahaca se cosecha cuando las plantas están a punto de florecer: por norma, cuando miden unos 25 cm de altura. Al cortar el tallo, dejaremos por lo menos dos hojas para que puedan formarse nuevas ramas. Para usarlas frescas, o secarlas para su uso posterior, las hojas se recogen durante el periodo de crecimiento. Las semillas se cogen maduras y se secan para su uso en decocciones. La albahaca se seca tendida y se congela.

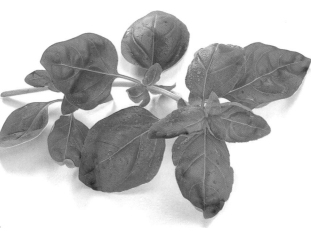

La albahaca es el elemento clave del pesto, y acompaña muy bien a los tomates en ensaladas. Su exquisito sabor combina bien con sopas, verduras, pollo y pato.

Medicinalmente, se usa tomada en infusión en caso de estados febriles como gripe y catarros, y contra trastornos estomacales menores. La albahaca es una hierba estimulante; puede tomarse para mitigar el cansancio o añadida al baño como relajante.

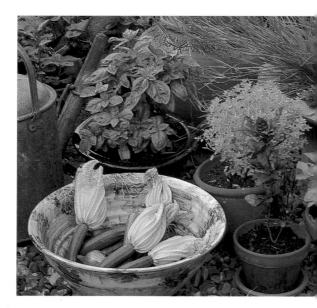

Conjunto de hierbas con albahaca.

Mejorana

Origanum majorana

Elemento principal del jardín de hierbas, con multitud de usos culinarios y medicinales, la mejorana se confunde a menudo con el orégano. Sin embargo, el orégano que se comercializa suele ser una mezcla de diversas variedades de mejorana y no una variedad concreta.

Historia

La mejorana, originaria de Europa y muy utilizada desde la antigüedad, fue en principio más estimada como hierba medicinal que como culinaria; los antiguos griegos creían que aliviaba los dolores del parto. En nuestros días, está más relacionada con la cocina, aunque todavía ocupa un lugar en los herbolarios.

Características

Delicada perenne, la mejorana se desarrolla hasta los 45 cm, con una anchura de aproximadamente la mitad. Su tallo es largo, verde, algo leñoso, y se ramifica en hojas ovales y delicadas. Florece a finales de estío en brotes nudosos de los que salen grupos de florecillas blancas o púrpuras. El aroma de la mejorana es delicado; su sabor, levemente picante.

Plantación y cultivo

Se desarrolla en suelos secos, bien drenados, y requiere mucha luz solar. Las semillas se siembran en otoño o primavera; los esquejes, a principios de verano. La división se realiza en otoño o primavera. La mejorana es sensible al frío y a las condiciones de humedad; conviene resguardarla del clima adverso. Para sobrevivir a un duro invierno, la mejorana precisa muchos cuidados y atenciones. Lo mejor es plantarla en tiestos y mantenerla en interior durante el periodo invernal.

Recolección y uso

Las plantas se cortan al inicio de la floración. Las hojas frescas pueden usarse individualmente, mientras el tallo entero se deseca colgándolo boca abajo. Para lograr óptimos resultados, las hojas se pueden conservar congeladas en mantequilla o en cubitos de hielo.

Las hojas frescas deben añadirse poco antes de que el plato esté hecho, para aprovechar su sabor al máximo. Resulta deliciosa con sopas y pastas o sazonando la mayoría de recetas de carnes.

Su infusión alivia la congestión bronquial, las molestias de la menstruación y la indigestión, y puede aplicarse externamente para atenuar el dolor de torceduras y tensiones articulares.

TIPOS

SITUACIÓN

TIPO DE SUELO

PROPAGACIÓN

PARTES ÚTILES

USOS

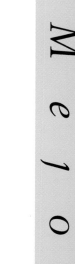

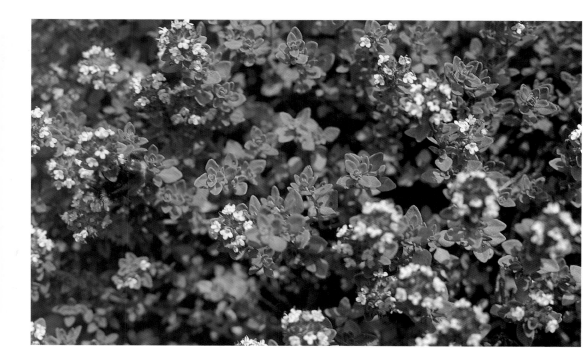

TIPOS

SITUACIÓN

TIPO DE SUELO

PROPAGACIÓN

PARTES ÚTILES

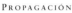

USOS

PLAGAS/ENFERMEDADES

PEREJIL

Petroselinum crispum

Esta variedad de perejil rizado de hoja plana es muy común; la encontramos en fruterías y herboristerías de todo el mundo. Si hay una hierba que merece figurar en nuestro jardín, ésa es el perejil.

HISTORIA

Nativo de las regiones mediterráneas, el perejil se viene usando desde la época de los antiguos griegos y romanos. Al principio, como hierba culinaria, aunque fue usada también en ceremonias y, en algunos casos, como hierba curativa.

CARACTERÍSTICAS

Robusta bienal, el perejil presenta un desarrollo relativamente lento, alcanzando una altura máxima de 30 cm por casi la mitad de anchura. El perejil es una planta muy atractiva, con hojas rizadas unidas a un tallo largo. La floración no suele aparecer hasta su segunda primavera, y lo hace en ramilletes de pequeñas flores amarillas. El perejil posee un frescor distintivo, un sabor levemente dulzón y un olor característico.

PLANTACIÓN Y CULTIVO

Las semillas se siembran directamente en su lecho entre la primavera y el otoño; tardan unas seis semanas en germinar. Lo ideal es un suelo húmedo, bien drenado, y sombra parcial. Como la planta tarda mucho en germinar, pueden plantarse en interior para trasplantarla más adelante. El perejil requiere un espacio alrededor de unos 25 cm.

El perejil es una de las plantas más fáciles de cultivar si tenemos un espacio limitado, pues crece igual en el interior que al aire libre.

RECOLECCIÓN Y USO

Las plantas deben desarrollar al menos 8 ó 10 hojas antes de recogerlas. Desarrollada la planta, sus hojas pueden recogerse tanto para usarlas frescas como secas. Para que conserven el máximo de sabor, las hojas pueden secarse al microondas o congelarse. Casi todos los restaurantes usan perejil como condimento, aunque esto es limitar

demasiado su uso. En cocina, el perejil, fresco o seco, proporciona un sabor sutil a casi todos los platos, muy en especial a salsas y pescados.

Actualmente su uso medicinal es menor, aunque atenúa los trastornos urinarios y gástricos. No es recomendable para mujeres embarazadas ni para quienes padecen afecciones renales.

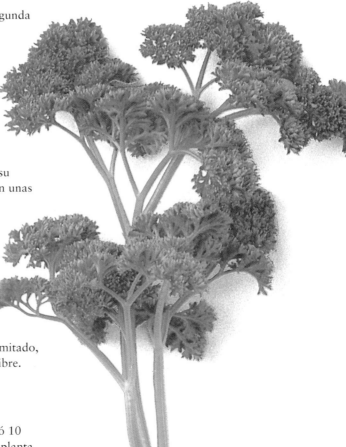

ROMERO

Rosemarinus officinalis

Planta popular y de larga duración, el romero tiene una historia rica en folclore.

HISTORIA

Originario de regiones mediterráneas, el romero tiene muchas connotaciones folclóricas. Durante siglos, las ramitas de romero se entregaban como recuerdo de bodas y funerales, símbolo que ha llegado hasta nuestros días, evocando las palabras de Ofelia en el *Hamlet* de Shakespeare. Los estudiantes griegos se coronaban con romero durante los exámenes porque creían que favorecía la memoria.

CARACTERÍSTICAS

Arbusto delicado perenne, su altura varía entre 60 y 120 cm y se extiende casi por igual. Sus hojas, largas como agujas, brotan de un tallo leñoso. Dichas hojas tienen haz verde y envés plateado. Sus delicadas flores, rosas o púrpuras, brotan en grupos de dos o tres durante la primavera o el verano.

RECOLECCIÓN Y USO

Se recomienda recolectar hojas y flores en primavera para usarlas tanto frescas como desecadas. Para desecar el tallo, colgarlo boca abajo.

El romero es un acompañamiento tradicional del cordero, ya sea asado o guisado; también para las carnes a la parrilla.

El romero seco resulta una atractiva decoración de interiores y, también, confiere un efecto estimulante al agua del baño o al aclarado del cabello.

Se utiliza muy poco como hierba medicinal, aunque en infusión puede aliviar trastornos nerviosos del tipo del estrés, jaquecas y problemas digestivos.

TIPOS

SITUACIÓN

TIPO DE SUELO

PROPAGACIÓN

PARTES ÚTILES

USOS

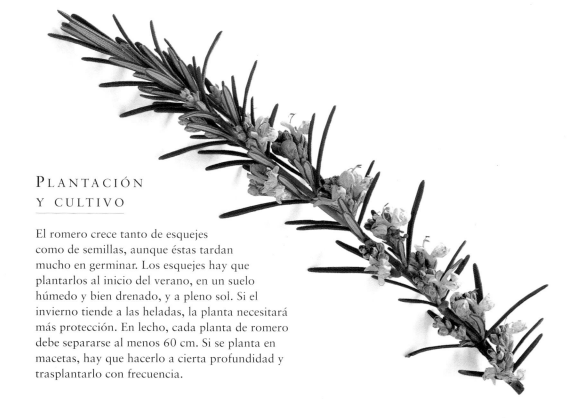

PLANTACIÓN Y CULTIVO

El romero crece tanto de esquejes como de semillas, aunque éstas tardan mucho en germinar. Los esquejes hay que plantarlos al inicio del verano, en un suelo húmedo y bien drenado, y a pleno sol. Si el invierno tiende a las heladas, la planta necesitará más protección. En lecho, cada planta de romero debe separarse al menos 60 cm. Si se planta en macetas, hay que hacerlo a cierta profundidad y trasplantarlo con frecuencia.

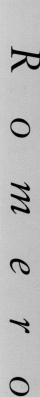

SALVIA

Salvia officinalis

TIPOS

SITUACIÓN

TIPO DE SUELO

PROPAGACIÓN

PARTES ÚTILES

USOS

PLAGAS/ENFERMEDADES

En todo el mundo existen cientos de variedades de salvia, aunque ésta es la más popular en la cocina. Por su fresco aroma, es un agradable miembro de nuestro jardín.

HISTORIA

Conocida principalmente como hierba medicinal desde la antigüedad, y de ahí su nombre botánico de *Salvia*, o "salvadora", durante la Edad Media se convirtió en una popular hierba culinaria. Hace siglos se creía que la salvia aumentaba la longevidad, mientras los antiguos egipcios pensaban que incrementaba la fertilidad. Introducida en América por los primeros colonos, la salvia es ahora una de las hierbas más comunes y tradicionales en las cocinas de la mayoría de los países.

CARACTERÍSTICAS

Arbusto robusto perenne, la salvia llega a alcanzar 1 m de alto por 30 cm de ancho. Sus tallos leñosos se ramifican en hojas ovales y grisáceas. Las flores aparecen a mediados del estío, con coloraciones que oscilan del blanco al azul y rosa; crecen en espigas verticales o pequeños capullos tubulares. La salvia posee un gusto y un aroma particularmente atractivos, el último, levemente cálido y similar al del alcanfor.

PLANTACIÓN Y CULTIVO

La planta de la salvia requiere un suelo bien drenado y mucha luz solar. Las semillas necesitan tiempo para germinar, por lo que los mejores resultados se obtienen mediante trasplante de esquejes en primavera. Necesita poda, ya que puede perder su forma compacta y con ella el aroma. Entre planta y planta hay que dejar 60 cm; ha de vigilarse que no se amustie en épocas de calor intenso.

RECOLECCIÓN Y USO

Para su consumo inmediato, las hojas pueden cortarse en cualquier época durante la fase de crecimiento; el resto de la planta, después de la floración, para desecarla colgándola boca abajo.

La salvia es un ingrediente tradicional en los rellenos, y un acompañamiento delicioso de las aves de corral. También es un clásico componente de un "ramillete surtido". Las hojas hervidas se toman como infusión relajante.

La infusión de salvia calma los dolores de garganta y encías, respectivamente bebida o como enjuague bucal. También alivia las indigestiones y las molestias estomacales. La salvia no debe tomarse en exceso porque puede tener contraindicaciones; no es recomendable su ingestión en estado de embarazo.

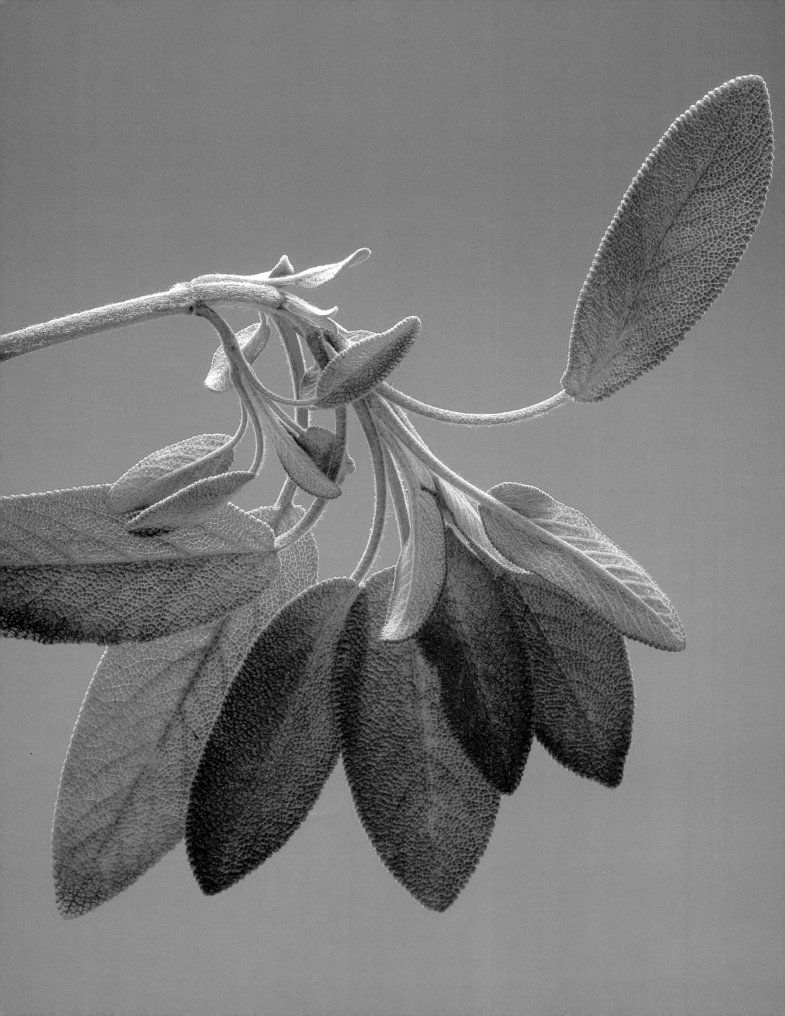

TIPOS

SITUACIÓN

TIPO DE SUELO

PROPAGACIÓN

PLANTAS ÚTILES

USOS

PLAGAS/ENFERMEDADES

SAÚCO

Sambucus Nigra

El saúco, gracias a sus hermosas flores en forma de campanilla y a su delicado aroma, no deja de resultarnos familiar. Abunda en setos y praderas.

HISTORIA

El saúco goza de una rica tradición en el folclore de muchas culturas. Considerado como una "panacea", figura en muchas de las antiguas recetas curativas. Varias especies de saúco han sido utilizadas por los indígenas americanos, los antiguos egipcios y en toda Europa. Incluso se le atribuyó el poder de proteger contra las brujas. Se considera sagrado entre las tribus gitanas tradicionales; también se relaciona con la Cábala judía. Es creencia muy extendida que la tala de un saúco trae mala suerte.

CARACTERÍSTICAS

Árbol o arbusto robusto perenne, el saúco puede, si se le deja, alcanzar 10 m de alto por 2 m de ancho pero, por lo general, es mucho más pequeño. Sus hojas son puntiagudas, con finos bordes dentado. El saúco se reconoce mejor gracias a sus ramilletes de flores de un blanco dorado que brotan con la primavera Las bayas son pequeñas, negras y arracimadas.

PLANTACIÓN Y CULTIVO

El saúco crece de esquejes cortados en otoño, si es de madera dura, y en verano si es de madera blanda. Su suelo ideal es húmedo, bien drenado y generosamente soleado. Ha de dejarse un amplio espacio entre las plantas para evitar que se ahoguen al alcanzar su pleno desarrollo. La poda depende del destino que vayamos a darle. Si lo queremos por su olor y presencia, la planta debe podarse a fondo durante el invierno. Si se pretenden cosechar sus flores y bayas, se recomienda una poda suave.

RECOLECCIÓN Y USO

Las flores se cosechan cuando están abiertas del todo. Se seca la cabezuela completa. Las bayas se cosechan cuando están maduras.

Aunque partes de la planta se usan con fines culinarios, las hojas y el fruto jamás deben comerse crudos.

Las flores pueden añadir sabor a los postres de frutas o a bebidas veraniegas, mientras las bayas se mezclan con otros frutos en mermeladas y conservas. Tanto las flores como las bayas se utilizan para hacer vino.

Aclararse con agua de flores de saúco es un excelente y refrescante tónico para la piel, mientras la decocción de flores y frutos alivia los estados febriles de catarros y gripes.

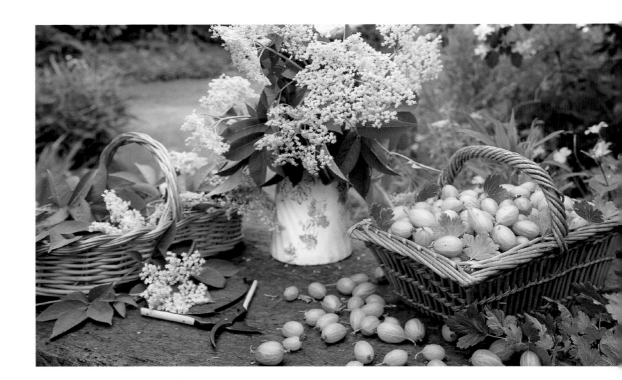

Saúco

CONSUELDA

Symphytum officinale

La consuelda, una reconocida hierba medicinal, es resistente y adaptable. Sus típicas flores campaniformes la hacen muy decorativa, a la vez que útil.

HISTORIA

Originaria de Asia y Europa, aunque ahora extendida por todas las regiones templadas, la consuelda forma parte de las hierbas tenidas por medicinales desde hace siglos. Durante el Medievo, se usó tanto en medicina que se la creía capaz de curar todos los males. Su aplicación más notable es como ayuda a soldar los huesos rotos, de ahí su nombre popular de "sueldahuesos"; con este fin se viene usando desde la Grecia clásica.

CARACTERÍSTICAS

La consuelda es una robusta perenne que alcanza los 60 cm de altura y la mitad de anchura. Sus hojas son insípidas, de color verde oscuro, y llegan a los 20 cm de largo. Son nervudas, pilosas y poco atractivas, en contraste con sus flores en forma de campanillas cuya gama de colores pasa de crema a rojo y púrpura; brotan en racimos a finales de primavera y durante todo el verano.

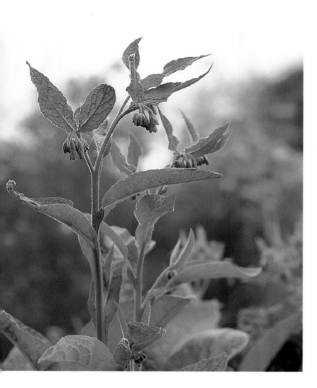

PLANTACIÓN Y CULTIVO

La consuelda requiere un suelo muy húmedo y a pleno sol, aunque la sombra parcial no la perjudica. La plantación de semillas se hace en otoño o primavera, y la de esquejes o la división primavera u otoño. Un simple fragmento de raíz es cuanto se necesita para desarrollar una mata de consuelda; si la planta arraiga, crecerá bien. Cuidado con dónde se planta, pues la consuelda se apodera del terreno y es difícil trasplantarla una vez desarrollada. Dejaremos mucho espacio alrededor de cada planta: más o menos 1 metro cuadrado.

RECOLECCIÓN Y USO

Las hojas jóvenes se recogen en primavera o principios de verano, mientras las raíces se arrancan en otoño, una vez que la planta se amustia. Siempre conviene dejar alguna raíz para que brote al año siguiente. Las hojas pueden cogerse según necesidades; para secarlas, se colocan planas en un estante.

La consuelda ha sido poco utilizada en la cocina, y hoy día su uso médico es controvertido, pues algunos investigadores afirman que la planta cruda puede contener elementos nocivos. Por esta razón, sugerimos que se tome sólo en decocciones o infusiones, que se consideran seguras cuando la hierba está diluida.

En infusión, la consuelda puede aliviar las inflaciones gástricas o molestias del pecho. Sin embargo, si dudamos sobre si valernos o no de la consuelda, existen otras hierbas con similares benéficas propiedades.

Puede aplicarse en cataplasmas sobre los huesos rotos, esguinces, quemaduras, y contusiones. La decocción de raíz de consuelda se aplica para atajar pequeñas hemorragias consecuencia de heridas leves.

SITUAC

TIPO DE SUELO

PROPAGACIÓN

PARTES ÚTILES

USOS

Consuelda

TIPOS

SITUACIÓN

TIPO DE SUELO

PROPAGACIÓN

PARTES ÚTILES

USOS

PLAGAS/ENFERMEDADES

Tomillo

TOMILLO

Thymus vulgaris

El tomillo, por su fragancia y su color, es un complemento delicioso en cualquier jardín de hierbas. Todas sus distintas variedades son aromáticas y atractivas tanto para el gusto como para la vista.

HISTORIA

El tomillo, una de las hierbas más antiguas, ya se usaba en la Grecia clásica, y, probablemente, tiempo atrás. Una de las muchas plantas llevadas a Inglaterra por los romanos, el tomillo forma parte de numerosas recetas gastronómicas. Merece un lugar propio en todo jardín herbario. Además, forma parte del folclore. Junto a otras plantas aromáticas, está ligado a la muerte: se dice que las almas de los difuntos se funden con sus flores. Asimismo, el dulce olor del tomillo se ha percibido en lugares con fama de estar embrujados. Por otra parte, algunas jóvenes llevan una ramita de tomillo para encontrar el verdadero amor.

CARACTERÍSTICAS

Arbusto enano de unos 30 cm tanto de alto como de ancho, esta robusta perenne tiene hojas pequeñas y estrechas y racimos de flores en tonos rosas y púrpuras. Los tallos se hacen leñosos con el tiempo; las plantas tienden a dispersarse si no se cuidan.

PLANTACIÓN Y CULTIVO

Algunas especies de tomillo pueden plantarse de semillas durante la primavera, aunque la mayoría crece mejor de esquejes en primavera y verano; es mejor hacer la división en verano u otoño. El tomillo arraiga en suelos relativamente pobres; en realidad, un suelo pedregoso es el ideal porque ayuda al drenaje, cosa importante dado que el tomillo se desarrolla mal en suelos con exceso de humedad. También crece bien en macetas de interior colocadas en las repisas de ventanas orientadas al sur. Requiere pleno sol, aunque tolera sombra parcial. Las plantas deben separarse entre sí 30 cm. Como el tomillo arraiga mejor en ambientes soleados y cálidos, necesitará protección en los meses invernales.

RECOLECCIÓN Y USO

En época de desarrollo, la parte superior de los tallos debe cortarse por las mañanas para su uso inmediato. Si se necesita una cantidad mayor para desecarla, cortar toda la planta unos 5 cm por encima del suelo. Esto debe hacerse antes de la floración. Las ramitas de tomillo pueden congelarse en bandejas; las ramas completas se secan colgándolas dentro de bolsas de papel y, también, en el microondas.

El tomillo se usa en cocina para aderezar casi todos los platos. Es un ingrediente clásico en sopas y guisos, realzando el sabor de la mayoría de las carnes y aves, y combinado con aceites y vinagres en deliciosos escabeches.

Medicinalmente, el tomillo se ingiere en infusión como calmante de dolores de estómago y, por sus propiedades antisépticas, es idóneo para enjuagues bucales y gargarismos, incluso para desinfectar pequeñas rozaduras y arañazos. En infusión, alivia también los efectos de una ingestión abusiva de alcohol, como Nicholas Culpeper refleja en su obra.

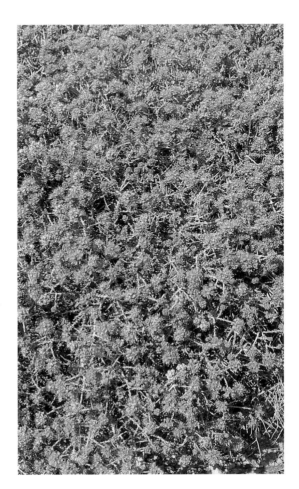

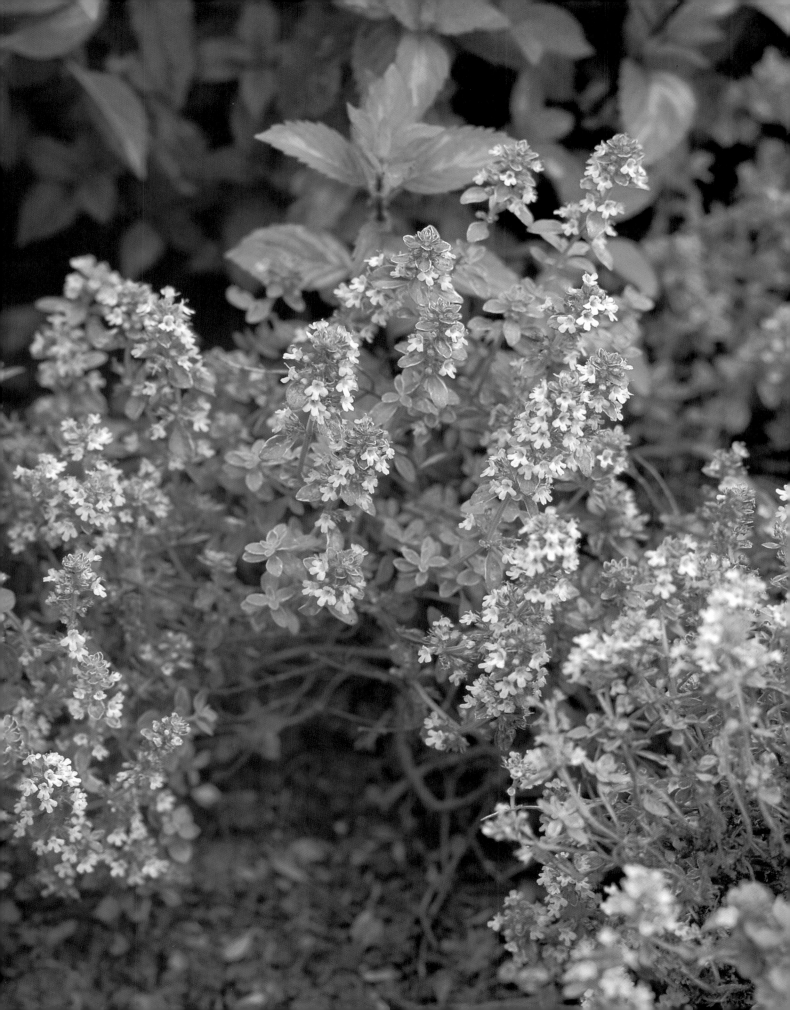

TIPOSS

SITUACIÓN

TIPO DE SUELO

PROPAGACIÓN

PARTES ÚTILES

USOS

GORDOLOBO

Verbascum thapsus

Esta alta y atractiva planta es un complemento llamativo y decorativo de cualquier jardín, aunque puede apoderarse de él si no se controla su propagación.

HISTORIA

Usada como planta medicinal desde tiempos inmemoriales, en especial para trastornos respiratorios, actualmente se utiliza mucho en preparados cosméticos.

CARACTERÍSTICAS

Robusta perenne, el gordolobo se reconoce fácilmente por sus hojas puntiagudas rematadas por una corona de flores amarillas. Ambas caras de las hojas están cubiertas de una pelusilla blanca y suave. Los tallos largos crecen durante todo el año; los pequeños, en años alternos.

PLANTACIÓN Y CULTIVO

El gordolobo debe plantarse de semilla en primavera u otoño, o por esqueje de raíz en invierno. Es preferible a pleno sol y en un suelo seco y bien drenado. El gordolobo se propaga con extrema facilidad, por lo que debe aclararse regularmente.

RECOLECCIÓN Y USO

Las hojas deben recolectarse durante la floración. Hojas y flores pueden desecarse; las flores se consumen frescas o congeladas.

Tanto sus hojas como sus flores son efectivas en tratamientos de trastornos respiratorios una vez decocidas. Las flores se consideran particularmente eficaces contra la bronquitis.

El gordolobo, mezclado con otras hierbas, es un eficaz limpiador de cabello.

Las semillas de gordolobo son tóxicas. No deben ingerirse.

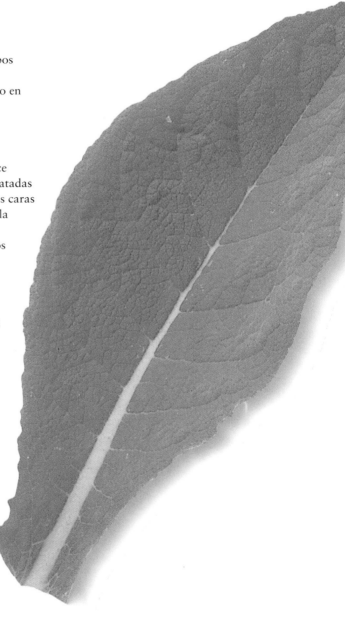

JENGIBRE
Zingiber officinale

Esta especie ha mantenido su popularidad a través de los siglos. Tradicionalmente usada tanto en cocina como en medicina, las atractivas flores de la planta de jengibre la hacen un elemento decorativo para cualquier jardín.

HISTORIA

Cultivado tanto en Oriente como en Occidente, la importancia del jengibre fue tal que era sometido a impuestos por los romanos. Ocupa un lugar importante entre los remedios naturales chinos, así como en los fogones orientales. El jengibre se utiliza desde hace siglos en la cocina y la medicina occidentales.

CARACTERÍSTICAS

Delicada perenne, la raíz nudosa y bulbosa del jengibre produce un único tallo de hojas largas y estrechas y, en verano, unas flores verde pálido que gradualmente alcanzan un color púrpura oscuro en los bordes. La planta puede alcanzar una altura de 1,5 m. Su olor es fuerte y picante, su sabor es más agradable cuando la raíz está seca.

PLANTACIÓN Y CULTIVO

El jengibre arraiga en climas tropicales, si bien necesita cierto grado de humedad. Si vivimos en un clima especialmente frío, será mejor cultivarlo en invernadero. Los suelos deben ser húmedos y estar bien drenados; en climas templados, se da mejor a pleno sol. Las plantas se dividen a finales de la primavera para facilitar el desarrollo; se dejan crecer durante un periodo de diez meses.

RECOLECCIÓN Y USO

Las partes de la raíz de jengibre aprovechables son los rizomas, que pueden cortarse en cualquier momento durante el periodo de desarrollo. Para secarlos, lo mejor es esperar hasta que la planta hiberne. Las raíces de jengibre pueden almacenarse en sitios secos durante más de tres meses, o conservarse en salmuera o vinagre.

El jengibre forma parte de muchos platos chinos y japoneses, y es popular en salsas picantes y escabeches. Seco, el jengibre está delicioso en pasteles y postres.

En medicina, el jengibre se utiliza para combatir molestias estomacales, náuseas y trastornos de la menstruación o digestivos. También se cree que alivia los síntomas de intoxicación alimentaria. Al igual que el ajo, el jengibre reduce los niveles altos de colesterol y de presión sanguínea.

TIPOS

SITUACIÓN

TIPO DE SUELO

PROPAGACIÓN

PARTES ÚTILES

USOS

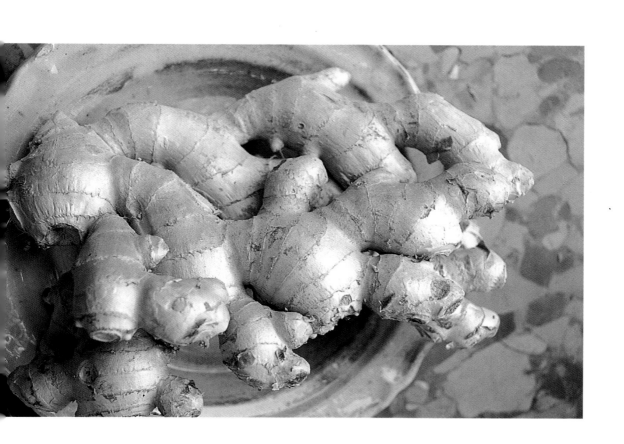

Jengibre

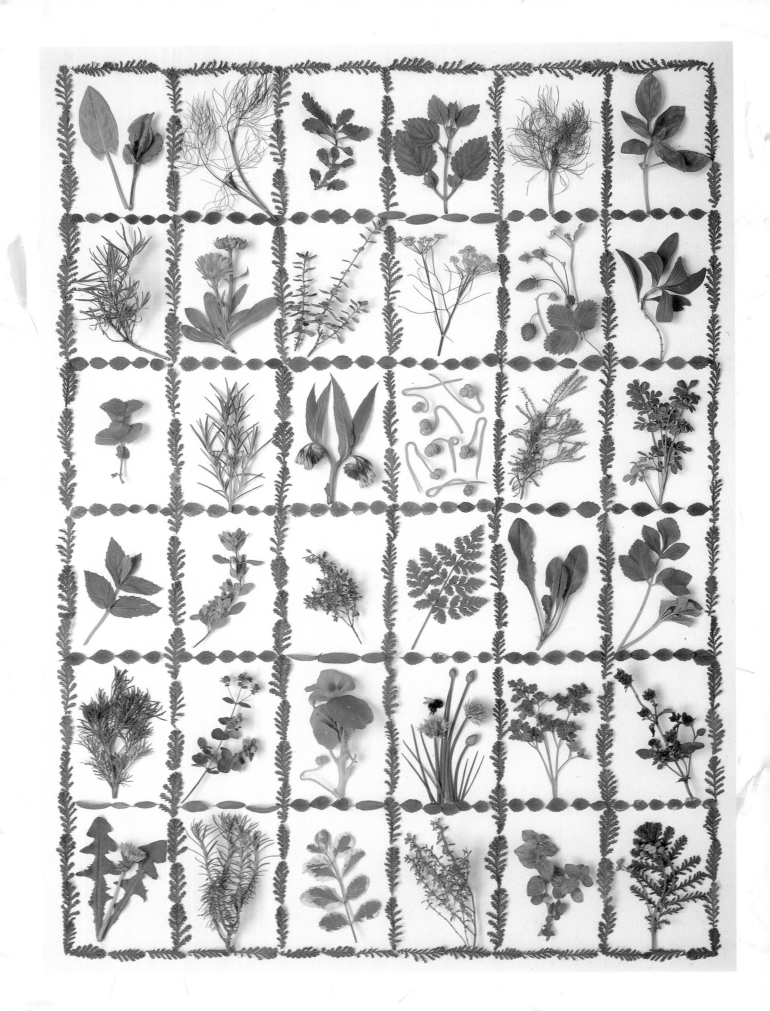

EL CULTIVO DE HIERBAS

En este apartado se contemplan todos los aspectos de la planificación y mantenimiento de un jardín de hierbas, desde el diseño del jardín a la elección y cuidado de las plantas, pasando por las diversas fases de desarrollo.

Contenido

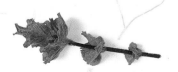

El Cultivo
de Hierbas

INTRODUCCIÓN

El cultivo de hierbas en casa fue algo normal durante siglos. Para quien podía permitírselo, era casi obligatorio tener un jardín especialmente diseñado para el cultivo de hierbas, reconocido por su fragancia y por la variedad de especies que albergaba. Aquellos que habían de conformarse con un humilde huerto para su sustento, plantaban junto a las verduras un puñado de las hierbas más habituales.

Arriate de hierbas con borde de ladrillo. Cebollinos, matricaria.

En tiempos más recientes, el uso de hierbas frescas empezó a declinar. La medicina moderna desterró los tratamientos basados en las hierbas para combatir algunas dolencias y enfermedades, lo que, unido a la mayor disponibilidad y comodidad de las hierbas secas para aliño, redujo la necesidad de disponer de hierbas frescas.

Ventana con tiestos de perejil, salvia, tomillo e hinojo.

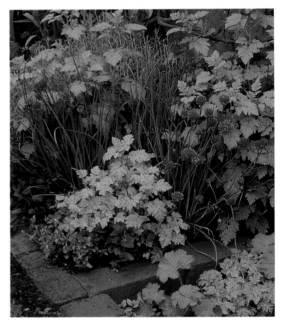

tradicionales, y en parte por la creciente preocupación por la salud que se ha desatado en los últimos años. Son cada vez más las personas que buscan ingredientes frescos y

cocina casera en perjuicio de las comidas preparadas.

No obstante, la popularidad de las hierbas no sólo se debe a estas circunstancias. Las personas que se deciden a cultivar sus propias hierbas, ya sea por las cualidades condimentarias o medicinales, descubren de nuevo el auténtico placer que las hierbas suponen en sí mismas. Hay hierbas que presentan unas flores preciosas y están espléndidas en época de floración; otras, desprenden un aroma delicioso que no deja de dar un toque especial a la casa o al jardín.

Y la belleza de estas plantas es lo que las hace extenderse. Una selección de hierbas puede ser tan placentera cultivada en macetas de

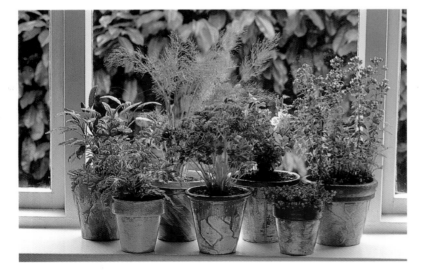

Hoy, la tendencia ha vuelto a invertirse y el cultivo de hierbas en casa es cada vez más popular, en parte gracias a un renovado interés por los remedios

interior, como en una serie de lechos y arriates en un jardín. Con una buena planificación y un poco de imaginación, se puede crear un hermoso jardín en cualquier parte, con la única limitación del espacio disponible.

En este apartado contemplaremos diversas opciones de cultivo, desde lechos y arriates a macetas. Siguiendo los consejos e instrucciones sobre adquisición, cultivo, propagación y cuidados, pronto estaremos en condiciones de diseñar nuestro propio jardín.

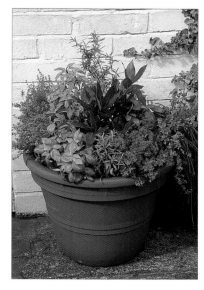

Tiesto con romero, laurel, perejil y estragón.

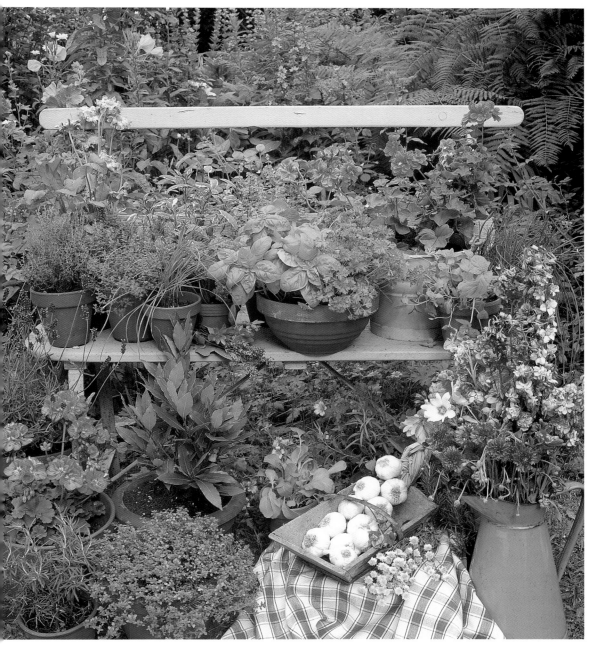

Bodegón de hierbas campestres.

Planificación del Jardín

La relación de la primera parte de este libro nos brinda muchos consejos útiles sobre propiedades y necesidades de las hierbas más populares; es importante que nos aseguremos de que la hierba escogida sea compatible con el terreno en que vamos a plantarla.

Planificar un jardín de hierbas es una experiencia muy grata incluso para un jardinero experto; quienes no posean grandes conocimientos de jardinería pueden animarse al saber que las hierbas son las plantas más sencillas de cultivar.

Por lo general, casi todas las hierbas originarias del cálido clima mediterráneo requieren no menos de cinco o seis horas de luz solar al día, aunque hay algunas que crecen en zonas más umbrías del jardín. En la presentación de las hierbas más comunes aclaramos esta cuestión. En áreas de clima más frío, dichas hierbas pueden desarrollarse con éxito, aunque precisen más atenciones, abrigo y protección contra el viento.

Una disposición sencilla de los tiestos puede ser muy efectiva.

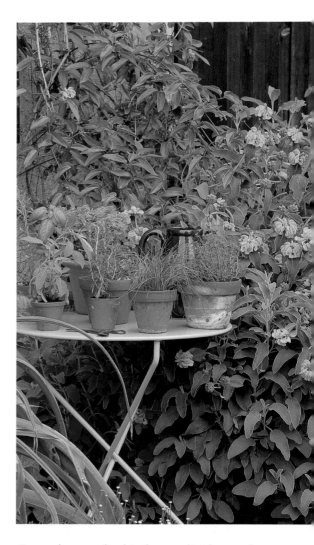

De sernos posible, plantaremos las hierbas cerca de la casa. Esto, no sólo nos permite disfrutar de su fragancia, sino tenerlas a mano cuando las necesitemos.

Es mejor que no nos limitemos a tener en el jardín las hierbas que sabemos que vamos a utilizar. Incorporaremos otras cuyas propiedades no se limiten a la mera utilidad. Incluyamos algunas por su aroma o su belleza, y unas cuantas que nos sean desconocidas, pero con las que deseamos familiarizarnos.

Generalmente, las hierbas se dividen en dos grupos: anuales y perennes. Por eso, diseñaremos nuestro jardín manteniendo ambos grupos separados. Las anuales precisan ser aclaradas al final de su estación, porque se corre el riesgo de que perjudiquen el desarrollo del resto si están plantadas demasiado juntas.

El diseño de un jardín de hierbas puede adoptar muchas formas, y resulta útil trazar un plano a escala que nos dé una idea gráfica del espacio de que disponemos.

Comprobaremos la altura y anchura potenciales que puede alcanzar la planta deseada: eso nos permitirá determinar qué hierbas deben plantarse a su lado, y cuales crecerán mejor en lechos separados. Resulta desastrosa una planta que, por su altura y envergadura, oculta a sus compañeras.

Una vez hayamos determinado las plantas adecuadas para la zona elegida, tendremos que optar por una disposición formal, como se ve en tantas mansiones y jardines, o por algo más sencillo: un huertecito.

Es importante tener en cuenta el estilo del resto del jardín. Si el conjunto del jardín no está planificado, con plantas creciendo caprichosamente, un rincón formal puede resultar fuera de lugar; por el contrario, un lecho de hierbas informal, desaliñado, puede dar la nota discordante si nuestro jardín está meticulosamente planificado. Debemos dejarnos guiar por nuestras preferencias personales.

En un jardín formal, deberíamos agrupar las plantas con arreglo a su color, tamaño y

El jardín herbario debe ser un lugar con encanto, ideal para relajarse.

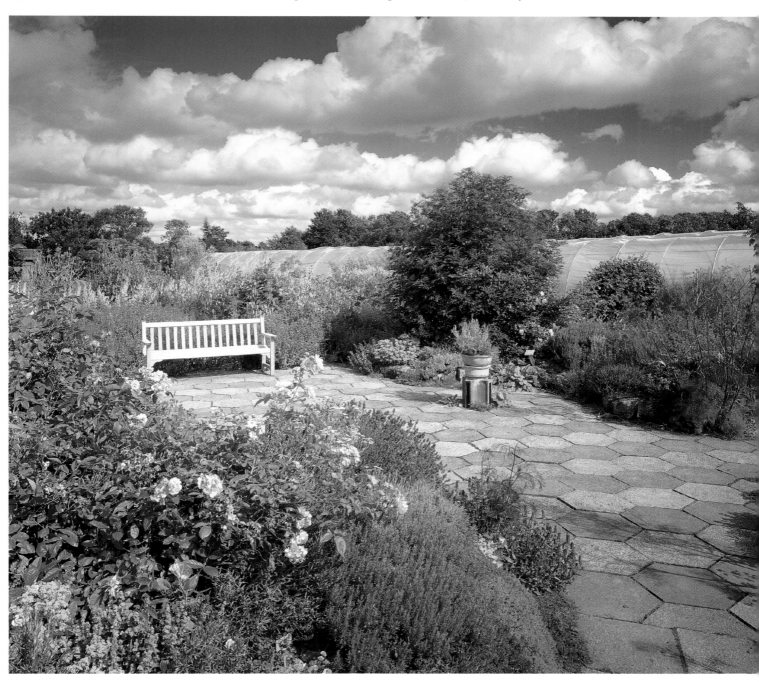

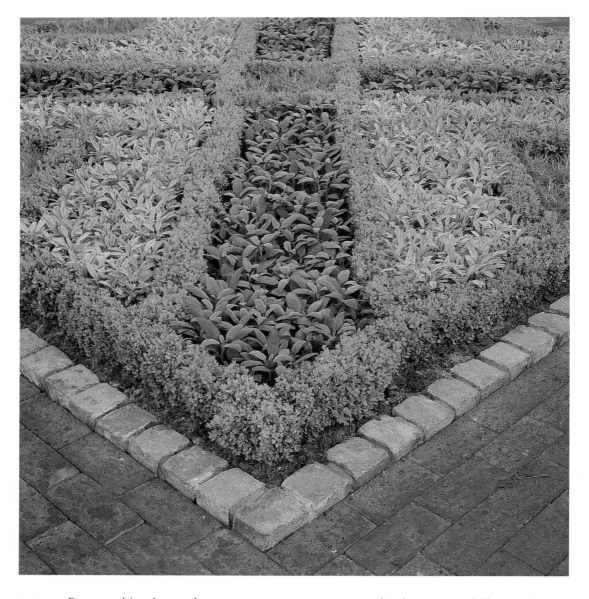

Jardín de hierbas formal, de estilo gótico, con salvia.

textura. Para combinarlas, suele ser mejor ubicar las más altas al fondo, si se trata de un arriate, o en el centro si hemos escogido un lecho cerrado. Si estamos planificando varios lechos, cada uno con un estilo distinto, quizás convenga agruparlas por colores. Alternativamente, si sólo planeamos un lecho, podemos separar cada tipo de hierbas con ladrillos o con plantas como el espliego enano, que crece a ras de tierra.

Al elegir las plantas para el jardín, tendremos muy en cuenta el aspecto que tendrá cada planta una vez florecida. Los efectos visuales se consiguen plantando contiguas hierbas de tonos vívidos y que contrasten; si no preferimos un abanico de colores,

escogeremos hierbas menos chillonas, de tonos más suaves.

La falta de espacio en el jardín, o incluso la ausencia de jardín, no es impedimento para que disfrutemos de nuestras propias hierbas. Unas cuantas macetas en el patio, la terraza,

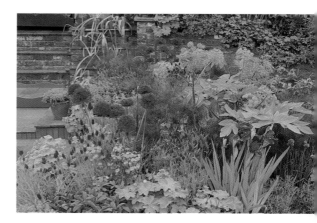

El contraste de colores resulta muy llamativo.

o las ventanas, pueden causar un efecto maravilloso.

Incluso estos jardines a pequeña escala deben planificarse, quizá aún más, para que cada parte del recipiente tenga una eficacia máxima. Es importante que no escojamos las hierbas sólo por su tamaño y color, sino por la posibilidad de que crezcan en macetas.

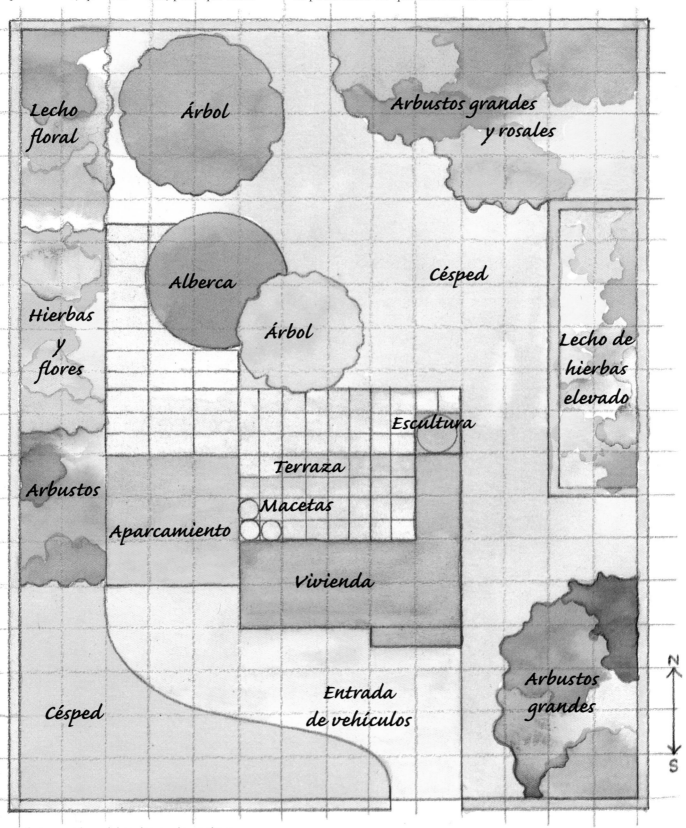

Dibujar un plano del jardín ayuda mucho a visualizar el resultado final de un diseño.

Diseño de Jardín Normal

Un buen diseño es el fundamento de un jardín de hierbas y, tradicionalmente, estos jardines responden a modelos formales y geométricos. El modelo a elegir está supeditado al espacio que hayamos destinado a nuestras hierbas y a los elementos ya presentes en el jardín.

Por ejemplo: ¿hay un camino? Puede resultar muy efectivo plantar las hierbas a los lados del camino. Nos valdremos de ese camino como guía para diseñar los lechos. Si pensamos plantar las hierbas junto a la tapia o la valla, un efecto de cascada, con las plantas más altas al fondo, resultaría muy vistoso.

¿El lecho de hierbas va estar a ras de tierra o elevado? Echemos un vistazo al jardín y hagamos varios diseños hasta encontrar el que más se adapte a nuestra selección de hierbas.

Un elemento central en el jardín es un buen punto de partida para el diseño.

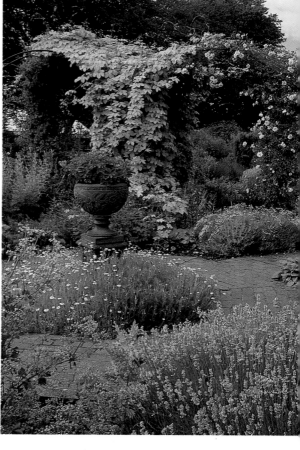

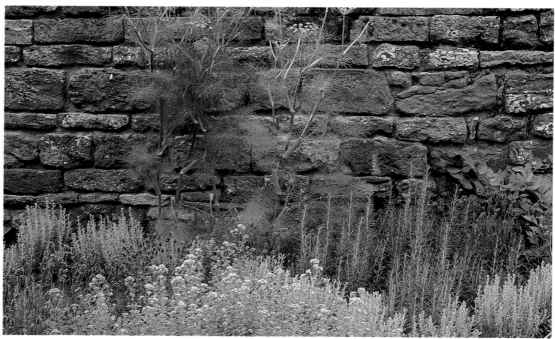

Una pared es un llamativo telón de fondo y protege bien un arriate.

LECHOS FORMALES

Uno de los diseños más impactantes de lechos formales se cimienta en una serie de formas geométricas repetitivas. Pueden ser cuadros, para un efecto ajedrezado; un círculo dividido en segmentos alrededor de un núcleo central; un rombo, o cualquier otro modelo. Una fila de ladrillos será la línea divisoria entre nuestras diferentes hierbas.

Antes de empezar, mediremos el sitio elegido y trazaremos un plano a escala.

Empezaremos por marcar los lechos en el terreno, valiéndonos de cuerdas para delimitar los caminos o divisiones entre ellos. Antes de iniciar el trabajo, conviene revisar el diseño así marcado. Ello nos ayudará a visualizar el resultado final desde diversos ángulos, mirándolo desde la ventana, o comprobando si hemos dejado suficiente espacio para movernos a su alrededor. Si el camino está ya hecho, asegurémonos de que quedará despejado. Y lo mismo si vamos a separarlos mediante ladrillos o plantas bajas. Deben quedar muy visibles para crear el

Colocando las plantas más altas en la parte posterior, conseguimos una perspectiva más grata.

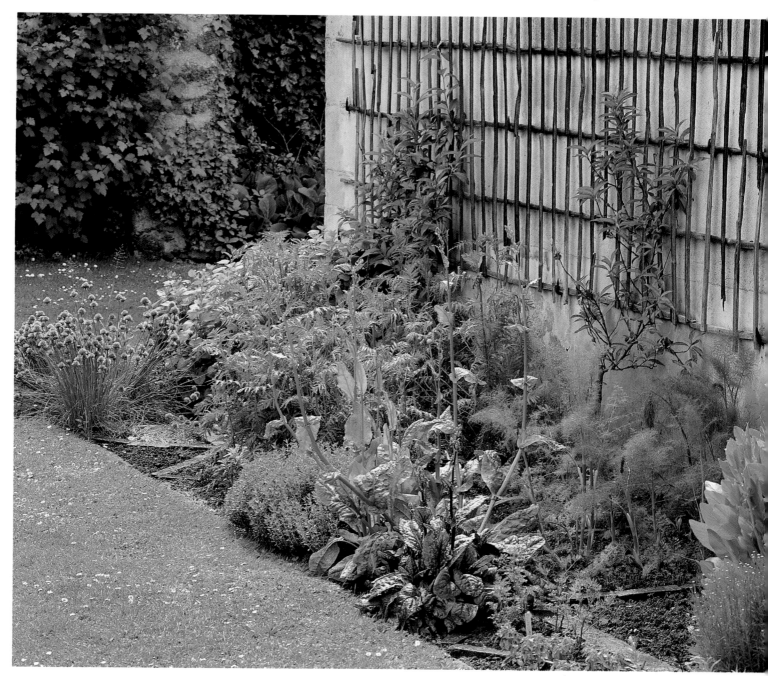

efecto visual más efectivo en un diseño geométrico.

Un jardín de hierbas formal puede tener el tamaño que queramos. Podemos convertir todo el jardín en una estructura concreta, siempre y cuando respetemos la simetría para un mayor efecto estético. Partiremos de una marca central: un reloj de sol o una escultura pueden ser un buen punto de partida. A continuación, y a partir de este punto, dividiremos el jardín en secciones, que pueden ser divisiones en cuadro, en arco, o formando círculos.

Por lo general, es mejor empezar con un diseño sencillo que pueda mantenerse con facilidad; nos enseñará mucho sobre el mantenimiento y las propiedades de las plantas elegidas.

JARDINES ENTRELAZADOS

Hasta ahora hemos visto cómo crear lechos con modelos geométricos sencillos, pero podemos preferir algo más elaborado, más vistoso. De ser así, empezaremos a considerar la creación de nuestro propio concepto de jardín. Basado en unos intrincados modelos de lechos, el diseño seguirá siendo simétrico e incorporará líneas y formas repetidas. Como los otros tipos, éste puede ser grande o pequeño, a nuestro gusto, y tan complejo como nuestra imaginación lo permita.

Sin embargo, si el espacio es pequeño, procuremos atenernos a un modelo sencillo, porque uno muy complicado puede acabar en revoltijo. Cuando creamos un jardín entrelazado, es importante recordar que se ve mejor desde arriba. Procuremos emplazarlo donde pueda verse desde una ventana o desde la parte más elevada del jardín, para observar el efecto del conjunto.

El diseño del jardín puede inspirarse en otros ya existentes, de los muchos que

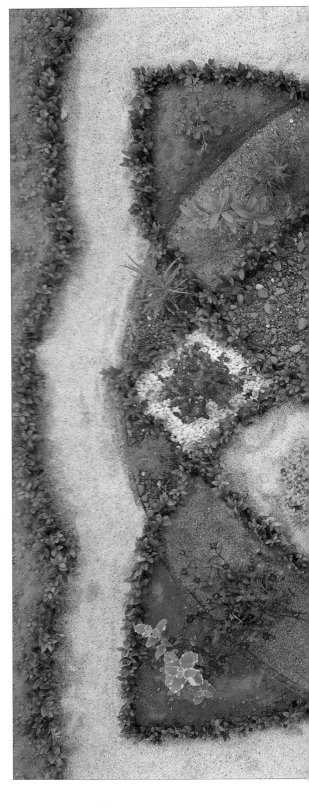

vemos en grandes mansiones y parques o en viejos libros de jardinería. Busquemos inspiración en formas arquitectónicas, o consultemos libros de diseños actuales. Algunos de los diseños más complejos son perfectamente adaptables.

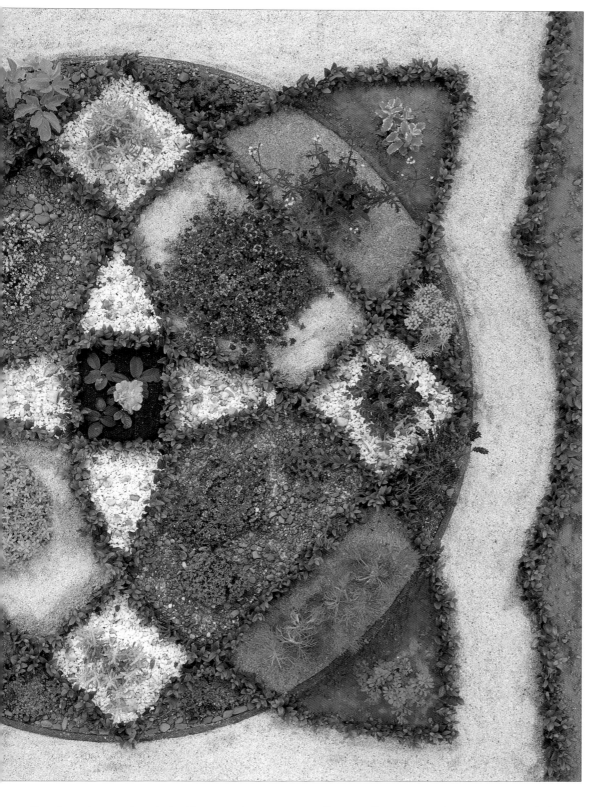

La clave de este tipo de jardines es plantar las hierbas bastante juntas para formar las líneas del modelo. Es importante antenerlas siempre a la misma altura y recortarlas para mantener un aspecto uniforme. Cada parte del diseño puede albergar distintas hierbas; los espacios entre ellas se rellenan con plantas enanas, piedras de colores o guijarros.

BORDES

La respuesta para lograr el máximo efecto en un borde de hierbas es la sencillez. Al fondo,

Los arbustos bajos forman unos bordes fascinantes para los lechos de hierbas.

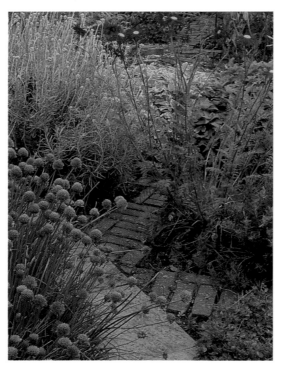

Los diversos lechos de hierbas pueden separarse con ladrillos.

debería haber una cerca, un muro o un seto, lo que no sólo resaltará la apariencia visual de nuestro borde, sino que brindará abrigo a nuestras hierbas.

También es importante tener fácil acceso a las hierbas, tanto para su mantenimiento como para su cosecha. Por esta razón, el borde no debe tener una anchura que impida alcanzar el otro lado.

Como cualquier lecho de hierbas, en la primera estación parecerá un tanto desordenado; quedarán huecos en tanto crecen las plantas. Para minimizar esto, es necesario plantar las hierbas en bloques, cuatro o cinco plantas juntas que formen un macizo compacto. No escatimemos hasta que el borde haya alcanzado su máxima longitud. Asegurémonos también de que las plantas tienen idéntico nivel de maduración, lo que evitará un aspecto desigual una vez que cada planta haya arraigado.

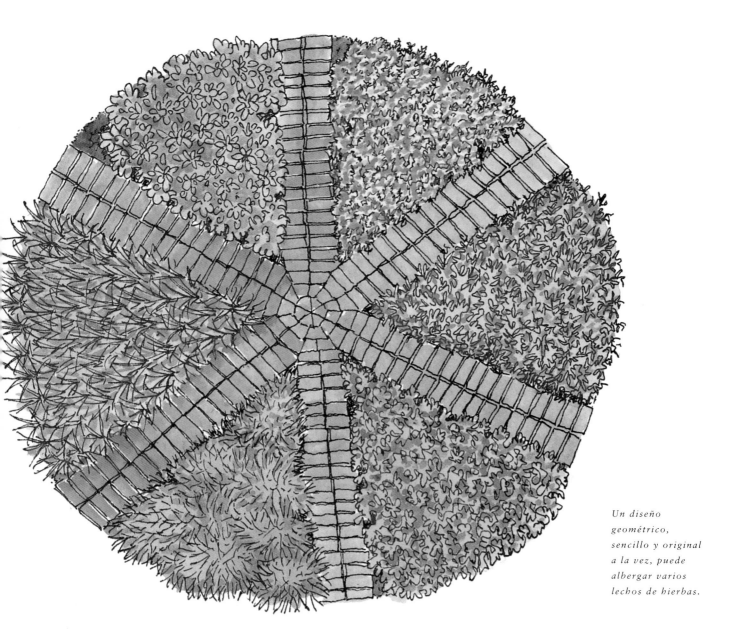

Un diseño geométrico, sencillo y original a la vez, puede albergar varios lechos de hierbas.

Cultivo de Hierbas en Macetas

Si el espacio del jardín es restringido o su suelo no facilita el cultivo, recuerde que muchas hierbas se desarrollan bien en macetas. Pueden ser tiestos, tinas, o jardineras que tienen la ventaja de que se pueden trasladar para ubicarlas en el lugar más soleado del jardín si fuese necesario. El recipiente puede tener la forma de lecho alzado. Incluso objetos corrientes, como una carretilla, pueden convertirse en una hermosa base para hierbas.

Los cestos colgados son ideales para los conjuntos de hierbas si el espacio es limitado.

Sea cual sea el recipiente, lo primero es obtener un buen abono para las plantas. En lugar de plantar la hierba directamente, es mejor hacerlo primero en un tiesto pequeño. En algunos casos, habremos podido adquirir la hierba, o propagarla a partir de la semilla o de esquejes de otras plantas en un tiesto. Enterremos los tiestos en el contenedor, cubriendo el borde con turba o grava; de este modo nos resultará más sencillo sustituir una de las plantas, pues sólo tendremos que extraer el tiesto y poner el nuevo en su lugar. Volvemos a extender la grava o la turba por encima; el contenedor no se habrá alterado y no habremos perjudicado al resto de las plantas.

Los jardines a base de macetas requieren muchísimos cuidados y el agua es primordial, sobre todo en épocas calurosas. Cuando usemos tiestos u otros contenedores no fijos, asegurémonos de que las plantas reciben luz suficiente; la mayoría necesita de cinco a seis horas diarias de luz solar.

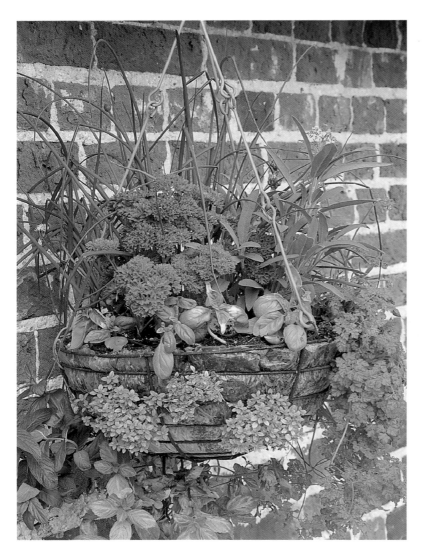

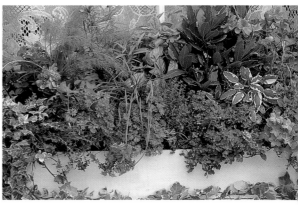

Las jardineras de ventana le permitirán disfrutar del arom la gracia de sus hierbas de interior.

Si el suelo del jardín es inadecuado para las hierbas, y deseamos algo más estable, podemos hacer un lecho elevado. Puede tener cualquier forma o tamaño y se construyen con ladrillos rojos o piedras. Como cualquier otro recipiente, necesita cuidados y un abono adecuado. La ventaja de los lechos elevados es que la fragancia de las hierbas se intensifica y nos resulta más fácil retirar las plantas marchitas o enfermas, pues tenemos que hacer un menor esfuerzo para alcanzarlas.

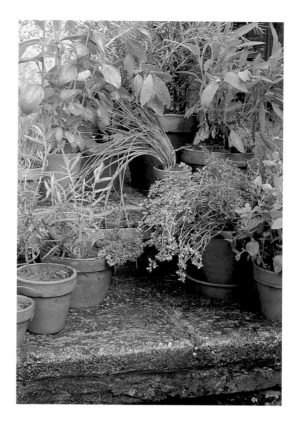

Las hierbas pueden colocarse en tiestos dispuestos sobre superficies elevadas para que estén más a mano.

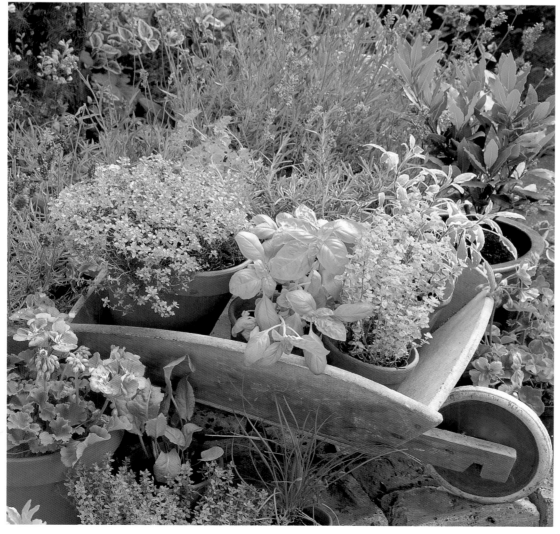

Hasta los objetos más inesperados pueden convertirse en contenedores de hierbas.

Preparación de Lechos de Hierbas

DESPEJANDO EL TERRENO

Una vez decidido el estilo de nuestro jardín de hierbas, llega la hora de llevarlo al terreno. Previamente habremos trazado el modelo con cuerdas para estudiar su posición y acomodo; ahora se trata de hacerlo realidad.

La mejor manera de trasladar un modelo de líneas rectas es clavar estacas en cada esquina y unirlas entre sí mediante una cuerda o un hilo de bramante. Para las líneas curvas podemos usar la misma cuerda o una

Trace el lecho mediante estacas y cuerdas o una manguera.

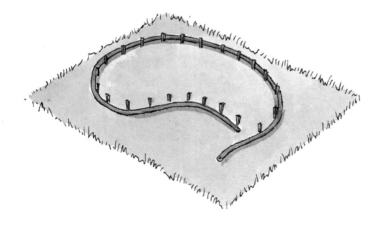

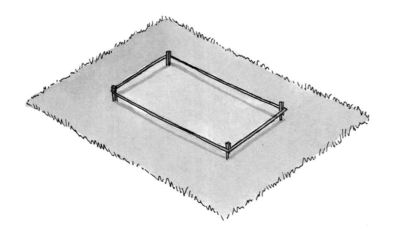

manguera, fijándola en su sitio mediante estacas.

Si vamos a hacer el lecho en una zona de césped, primero tendremos que quitarlo. El césped puede quitarse a trozos o enrollándolo en tiras. Usaremos la pala para levantar un trozo de césped, de tamaño variable según la práctica y fuerzas que tengamos. Luego, seguiremos profundizando alrededor hasta arrancarlo por completo. Una vez retirada una parte, el resto nos resultará más sencillo.

Enrollarlo por tiras es más fácil de lo que parece, pues sólo necesitaremos la pala para marcar en el terreno las franjas a levantar, despegar dichas tiras, volver a hundir la pala y luego, con cuidado, enrollar la tira de césped. Existen máquinas especiales para hacer esta operación en grandes áreas.

Una opción alternativa, cuando no tenemos prisa por empezar a plantar, es tapar toda la zona de césped con 3 ó 5 cm de plástico negro o papel de periódico. Esto se cubre a su vez con 10 ó 15 cm de paja o corteza de árbol troceada y agua a discreción. Si lo dejamos así durante un año, podremos plantar nuestras hierbas directamente en abono.

EL CUIDADO DEL SUELO

Una vez retirado el césped, o si estamos plantando en un lecho ya existente, es probable que necesitemos enriquecer el suelo. Los tipos de suelo varían mucho de una región a otra, y van desde el arenoso y seco al húmedo arcilloso; pero, sea cual sea el tipo del nuestro, no cabe duda de que le vendrá bien un incremento de contenido orgánico. Los aditivos orgánicos pueden presentarse en forma de hojas mohosas, césped recortado, mondas y estiércol. La mayoría de las hierbas crecen con rapidez, y veremos que un incremento en el contenido orgánico del suelo acelera mucho el proceso.

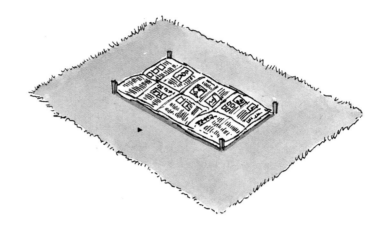

El abono también facilita la aireación y el drenaje del suelo. Un suelo permanentemente húmedo no ayuda al florecimiento de las hierbas, por lo que es muy importante un drenaje correcto. El modo más sencillo de comprobarlo es regar la parcela de terreno elegida y ver qué pasa. Si en días sucesivos sólo los primeros centímetros del suelo están húmedos, probablemente ese suelo es demasiado arenoso. El método más eficaz para comprobar la aireación y el drenaje es cavar el terreno hasta una profundidad razonable, más o menos la medida de la pala. Mezclaremos en ella unos 15 cm de abono. Esto mejorará el drenaje en suelo arcilloso, y contribuirá a mantener la humedad en suelos arenosos.

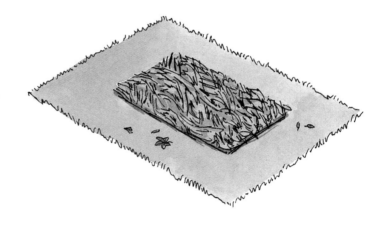

Una vez preparado el terreno para la plantación, tenemos que elegir el diseño del jardín y las variedades de hierbas a plantar. La siguiente decisión a tomar es si vamos a plantar semillas, hierbas ya desarrolladas, o esquejes.

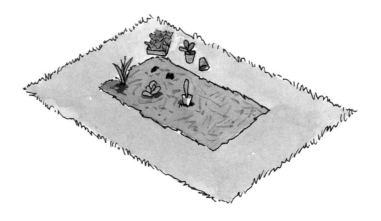

Si no tiene prisa, cubra el lecho de estiércol durante un año para preparar el suelo.

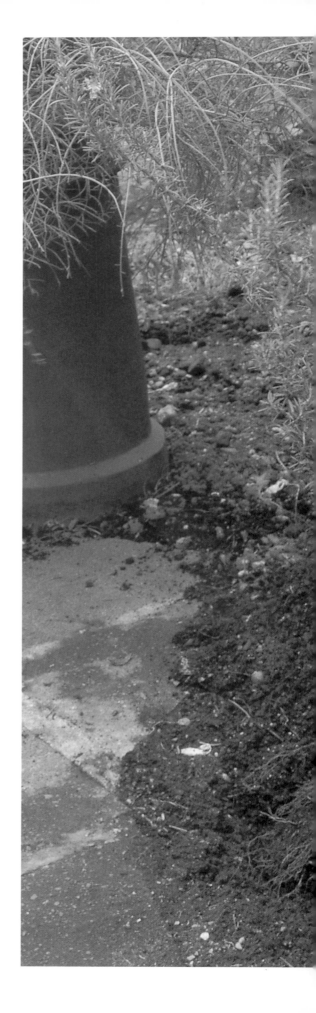

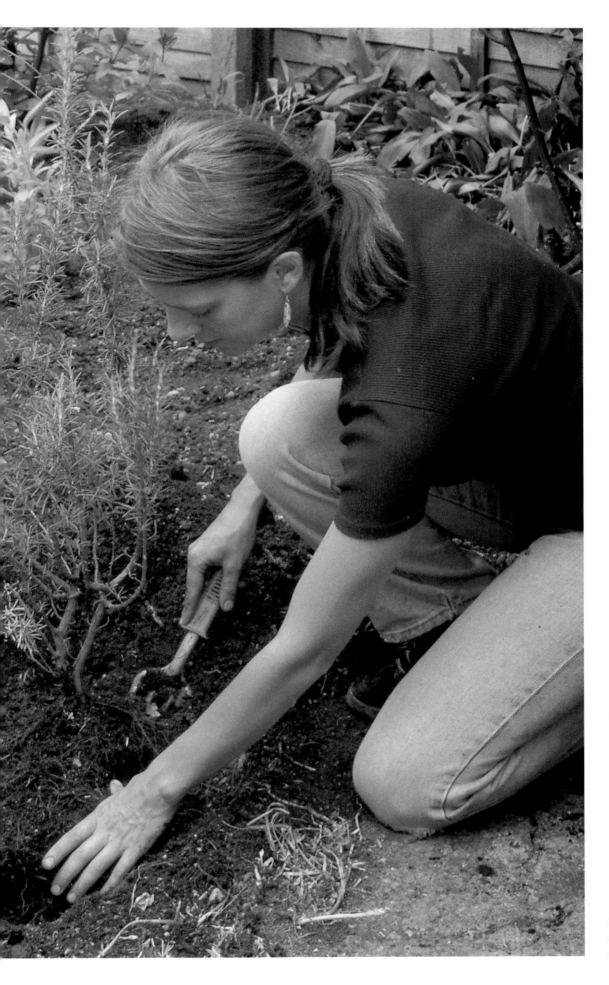

Comprobando el tipo de suelo que rodea la planta.

Adquisición de Hierbas

El modo más rápido y sencillo de poner en marcha un jardín es comprando las hierbas en lugar de obtenerlas mediante la plantación de esquejes o semillas. Tanto en viveros como en invernaderos encontraremos una gran variedad de hierbas, habitualmente disponibles en varios estadios de maduración.

Por lo general, lo mejor es adquirirlas en un vivero que ofrezca garantías y donde pueden asesorarnos en la elección de las plantas. Ya

en la introducción hemos visto que existen variedades que pueden inducirnos al error, por lo que siempre conviene estar seguros de conocer el nombre botánico de la planta y evitar así confusiones.

Otro consejo útil es comprobar el correcto etiquetado de la planta. Si no nos suena, carece de etiqueta, o ésta es incorrecta, podemos adquirir una planta distinta a la que habíamos pensado. Si hemos planeado cuidadosamente el jardín, una hierba

Un buen vivero es el que tiene mucho espacio para que la planta se desarrolle.

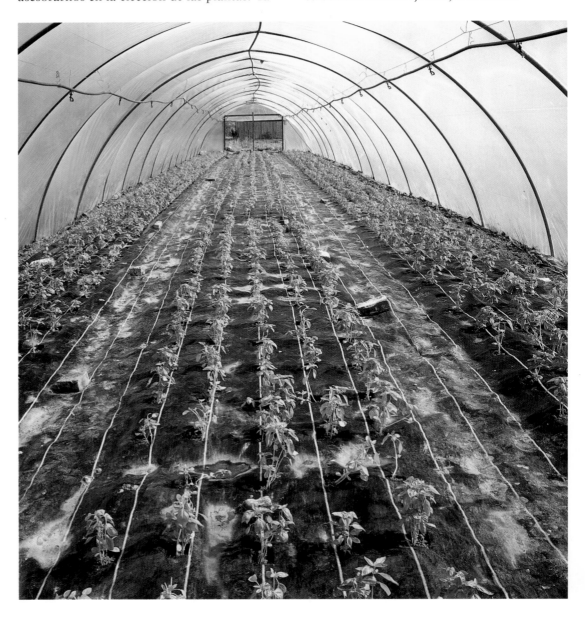

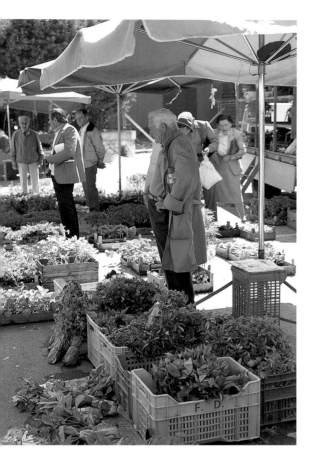

Si sabemos de varios comercios de plantas donde poder elegir, los visitaremos todos para comprobar el ambiente en que crecen. Las plantas que están ajadas o muy apretadas entre sí, no enraizarán bien; las compraremos allí donde dispongan de mucho espacio para desarrollarse.

Sin embargo, no debemos limitarnos necesariamente a los grandes viveros. Busquemos en las pequeñas tiendas de jardinería que a menudo disponen de plantas más baratas que sus competidores más potentes. Las ferias y mercadillos son excelentes lugares para hacernos con plantas a buen precio.

Como norma general, hay que evitar la compra de plantas en flor y asegurarnos que el color de la planta es intenso y saludable. Buscaremos huellas de enfermedad o insectos, y rechazaremos aquellas plantas cuyas raíces sobresalgan de su recipiente, pues es señal de que han permanecido demasiado tiempo en tiestos.

En los mercadillos suelen encontrarse hierbas a buen precio.

equivocada puede arruinar el efecto buscado. Si no estamos seguros, aplazaremos la compra hasta asesorarnos bien.

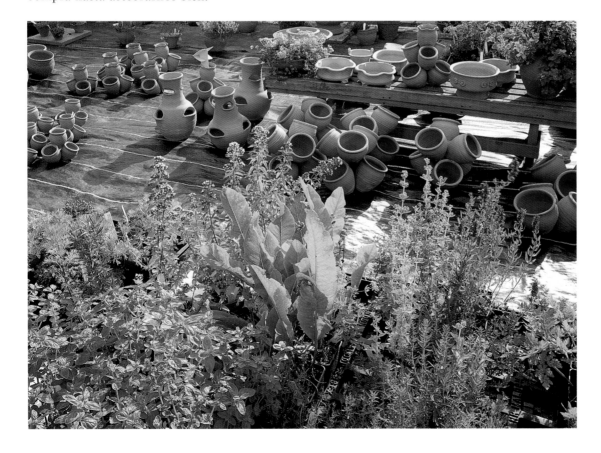

Al adquirir una hierba, siempre comprobaremos con atención su etiqueta.

Plantación de Semillas

Las hierbas pueden brotar de semillas tanto al aire libre como en interiores. Las anuales suelen ser las que crecen con más facilidad y rapidez a partir de semillas; empezarán a aparecer al cabo de unos días.

Si elegimos el aire libre, tenemos que limpiar el lecho de piedras y malas hierbas, y remover el suelo a fondo hasta que quede fino y desmenuzable. Esperaremos a los primeros días cálidos de la primavera para plantar, evitando así el riesgo de heladas, y permitiendo que el suelo esté bien caldeado.

La plantación en interiores tiene la ventaja de que se pueden colocar las semillas mucho antes, de forma que al llegar el buen tiempo ya dispondremos de brotes para trasplantar. Si nunca antes hemos cultivado plantas a partir de semillas, es recomendable usar turba, porque pueden trasplantarse al jardín tal cual, sin dañar las delicadas raíces de la hierba. Si usamos tiestos, es recomendable un buen substrato, siempre que no olvidemos mantenerlo constantemente húmedo. Rellenaremos el semillero hasta unos 12 mm del borde, teniendo cuidado de no apretar demasiado el substrato pues las raíces necesitan espacio para desarrollarse.

Plantaremos las semillas siguiendo las instrucciones del envase, y las cubriremos con una fina capa de abono. Después, etiquetaremos correctamente.

Una vez colocado el recipiente en una bandeja impermeable, lo regaremos a diario. Para un resultado óptimo, cubriremos el semillero con una lámina de vidrio o plástico transparente hasta que los brotes empiecen a aparecer. Después, llevaremos el semillero a un lugar soleado. Cuando un brote haya arraigado, es el momento de repicarlo para permitir el desarrollo del resto. Dejar unos 25 mm de tierra alrededor de cada raíz.

Cuando las plantas han alcanzado unos centímetros de altura y crecen fuertes y sanas, hemos de aclimatarlas a las condiciones externas antes de trasplantarlas al lecho. Las pondremos en una ventana abierta, al sol, durante unas pocas horas al día, recogiéndolas al anochecer. Así tres o cuatro días, hasta que la planta esté lista para ser trasladada a su nuevo hogar.

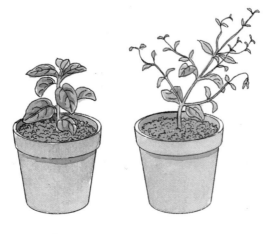

Desarrollo firme.   *Desarrollo disperso.*

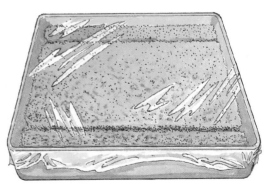

El semillero se cubre con plástico trasparente o cristal.

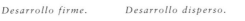

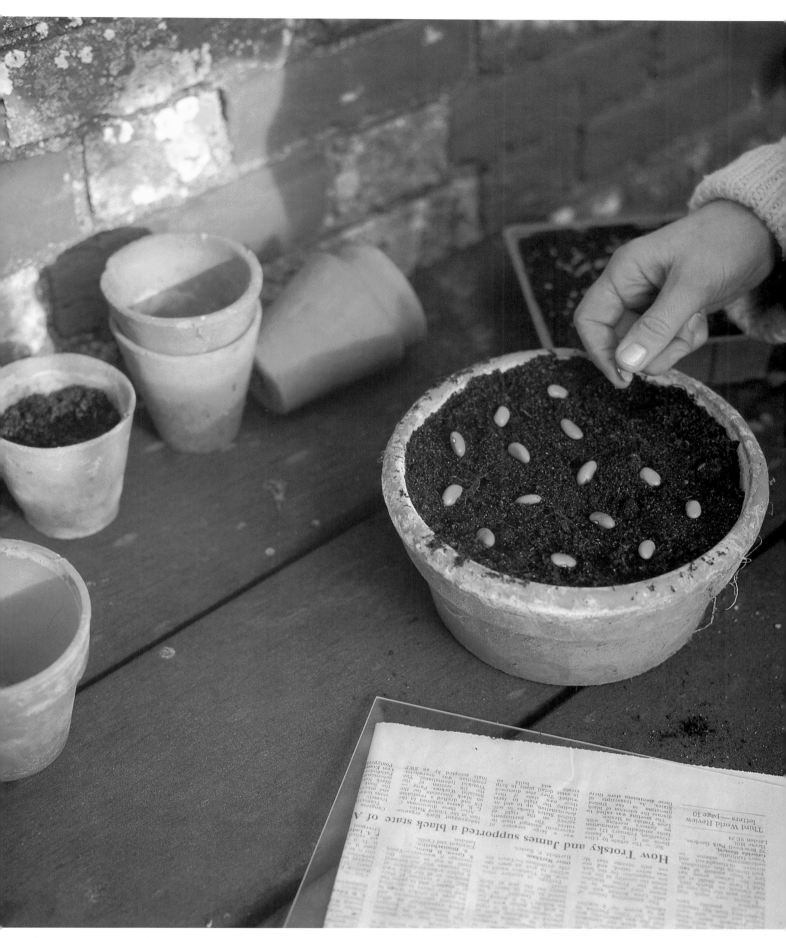

Espaciar las semillas al plantarlas.

Propagación

Así como las anuales crecen rápida y fácilmente de semillas, las hierbas perennes y arbustos se dan mejor a partir de retoños o esquejes. En general, la primavera es la mejor época, aunque hay excepciones, como el romero, que enraízan mejor a partir de esquejes cortados a finales de verano.

Para los esquejes, buscaremos un tallo con al menos cinco hojas. Haremos un corte oblicuo en el tallo. Cortaremos también las dos hojas inferiores, y dejaremos que se seque unas cuatro horas. Hundiremos el tallo suave pero firmemente en el compost del tiesto y lo mismo haremos con el resto de los esquejes. Los mantendremos en lugar fresco y sombrío, cubiertos con una bolsa de plástico trasparente para facilitar el desarrollo. Cuando aparezcan las nuevas hojas, el esqueje estará listo para ser trasplantado. Para plantas con tallos rastreros, el mejor método de propagación es por acodo y división. Sujetaremos un brote vigoroso y lo enterraremos, teniendo cuidado de que siga en contacto con la

Los esquejes de romero se cortan a finales de verano.

planta madre. Comprobaremos, pasados unos días, que el brote enterrado ha empezado a echar raíces. Cuando las raíces se fortalezcan, cortaremos la conexión entre la nueva planta y la planta madre. La joven planta está lista para ser trasplantada.

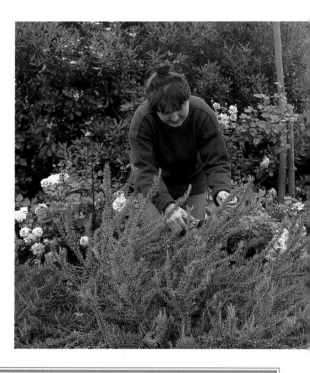

CONSEJOS

Asegurémonos de usar el método adecuado a cada planta antes de la propagación.

A pesar de que por esqueje o por división las plantas pueden agarrar en diferentes épocas del año, procuremos efectuarlos durante las estaciones recomendadas para que tengan mayores oportunidades de sobrevivir.

Aunque hayamos seguido paso a paso las directrices, podemos encontrarnos con que algunas o la totalidad de las plantas no han agarrado. No hay que desanimarse, pues, incluso en óptimas condiciones, el éxito no siempre está garantizado.

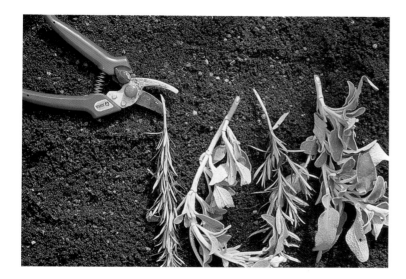

Elegir los tallos
con al menos 5
hojas y hacerles
cortes sesgados.

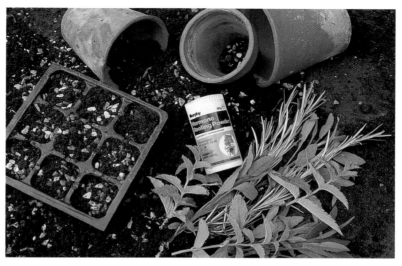

Tiestos y bateas
preparados para
esquejes de
hierbas.

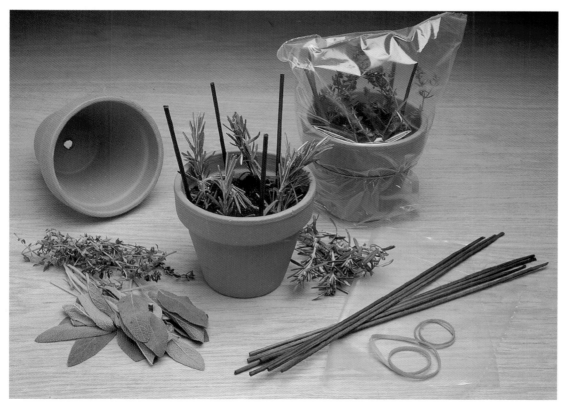

Los esquejes
deben cubrirse
con plástico para
facilitar el
desarrollo.

Transplante

Una vez elegidas las hierbas y llevadas a su sitio, o cuando los brotes y esquejes son lo bastante resistentes para moverlos, ya podremos trasplantarlos a su lecho, la luz solar directa puede afectar negativamente a las hierbas recién trasplantadas, que tardarían días en recuperarse; por eso las plantaremos en un día nublado, durante las primeras horas de la mañana, o al atardecer, cuando el sol ya no es tan fuerte. Un exceso de luz solar perjudica la salud de las plantas jóvenes. Una vez cavados los hoyos para las plantas, hay que regarlos –teniendo cuidado de no anegarlos– para que las recién llegadas dispongan inmediatamente de humedad.

Si las plantas o los brotes están en tiestos normales, nos aseguraremos de que tengan la

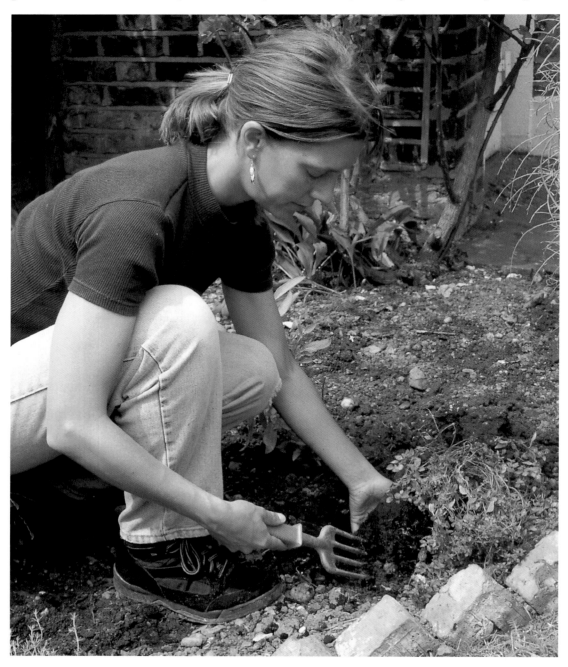

Las hierbas trasplantadas puede ubicarse directamente en su lecho.

mayor cantidad posible alrededor de sus raíces al sacarlas del tiesto. Sujetamos con una mano el borde del tiesto, y le damos la vuelta suavemente. De esta forma, las raíces envueltas en gran cantidad de tierra saldrán fácilmente. En caso contrario, probaremos a separar la tierra del tiesto con suavidad, sin agitar el tiesto, pues podrían dañarse las raíces así como perder la tierra al liberarse de golpe. Si las raíces están enredadas por debajo del tiesto, iremos desliándolas con paciencia, evitando arrancarlas.

Si deseamos contener el crecimiento incontrolado de las raíces para que no afecten a otras plantas vecinas, podemos trasplantar la hierba a un tiesto ya enterrado en el suelo, cosa que ayuda a la renovación

porque deja un hueco que repondremos más adelante.

Una vez trasplantadas, se colocan con todas las raíces bajo tierra y se riega abundantemente. Se cubre el agujero y se aprieta la tierra para acomodar las raíces. Después, se vuelve a regar. Las nuevas plantas precisan continuos cuidados y riego frecuente hasta que broten hojas nuevas. Ésa será la señal de que la planta ha enraizado bien.

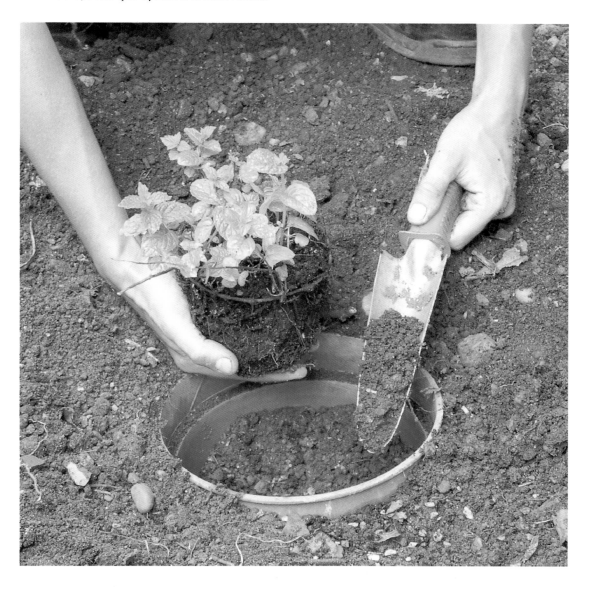

Las hierbas pueden plantarse en un tiesto enterrado para contener las raíces.

Mantenimiento del Jardín de Hierbas

Una vez que los brotes trasplantados han arraigado, los cuidados y tiempo que necesitan son mínimos, pero importantes. Desde ahora hasta la recolección, la tarea se reduce a aclararlas, regarlas, escardarlas y, quizás, a abonarlas. Después del duro trabajo que ha supuesto la planificación y plantación, ahora podemos disfrutar viendo florecer nuestro jardín.

ACLARADO

Una vez que las jóvenes hierbas han desarrollado dos juegos de hojas, necesitaremos aclararlas para asegurarnos de que el espacio para su desarrollo es suficiente. La relación que figura en la primera parte de este libro facilita los detalles del espacio preciso para cada hierba. El aclarado permite que cada planta tenga los nutrientes, el agua y el sol que necesita. Puede hacerse duro tener que retirar plantas sanas para dejar espacio a las que quedan, pero un exceso de población es el camino más seguro hacia la carencia de nutrientes en todo el lecho.

El método más eficaz es el más sencillo: arrancar la planta de raíz. Alternativamente, podemos cortar la planta a ras de suelo. Siempre hay que asegurarse que no queda una parte de la raíz que pueda pudrirse y contaminar a las restantes hierbas. Si demoramos en exceso este aclarado, las raíces pueden entrecruzarse y resultará más complicado arrancar las plantas no deseadas.

RIEGO

Una vez aclaradas las plantas y satisfechas las necesidades individuales de cada hierba, necesitaremos tener cuidado con el riego de nuestro jardín. Lo primero es conocer el tipo de suelo que tenemos; a partir de ahí, iremos comprobando con cuanta rapidez se seca, lo cual determinará con qué frecuencia necesita agua. Es buena idea que en estas primeras etapas comprobemos a diario nuestros lechos y, de cuando en cuando, miremos si las plantas han prendido bien. Recordemos que hay que regar más a menudo en verano que en otoño.

Recordemos, igualmente, regar la superficie más de lo normal. Para desarrollar unas raíces sanas y profundas, las hierbas precisan mucha agua; la humedad del suelo ha de llegar hasta los 20 cm de profundidad. Un aspersor conectado a un temporizador nos asegura que las plantas tendrán agua suficiente; pero bastará con una regadera si nos ocupamos personalmente. Si disponemos de tiempo limitado, será mejor regar con generosidad nuestras plantas cada pocos días que limitarnos a salpicar la superficie diariamente.

Las primeras horas de la mañana son las más apropiadas para regar; damos mucho tiempo al suelo para absorber la humedad antes de que se evapore al aumentar el calor del día. Las plantas húmedas durante la noche son más propensas a hongos y plagas, por lo que hay que evitar regar a últimas horas del día.

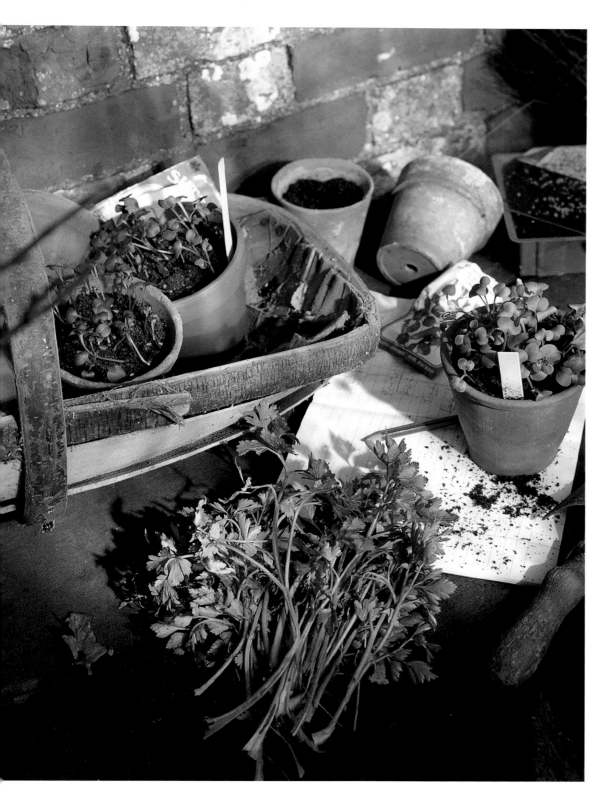

MALAS HIERBAS

Con cuidados y atenciones, las hierbas del
jardín prosperarán. Por desgracia, es más que
posible que descubramos huéspedes
indeseables: las malas hierbas. Al escardarlas,
no sólo nos aseguramos de que nuestras
hierbas no tendrán competidoras por el

espacio, sino que salvaguardamos su buen
aspecto.

Las malas hierbas crecen de modo alarmante,
por eso hemos de arrancarlas
periódicamente. Si procuramos no remover
demasiado el suelo al arrancarlas,
disminuiremos las oportunidades de que las

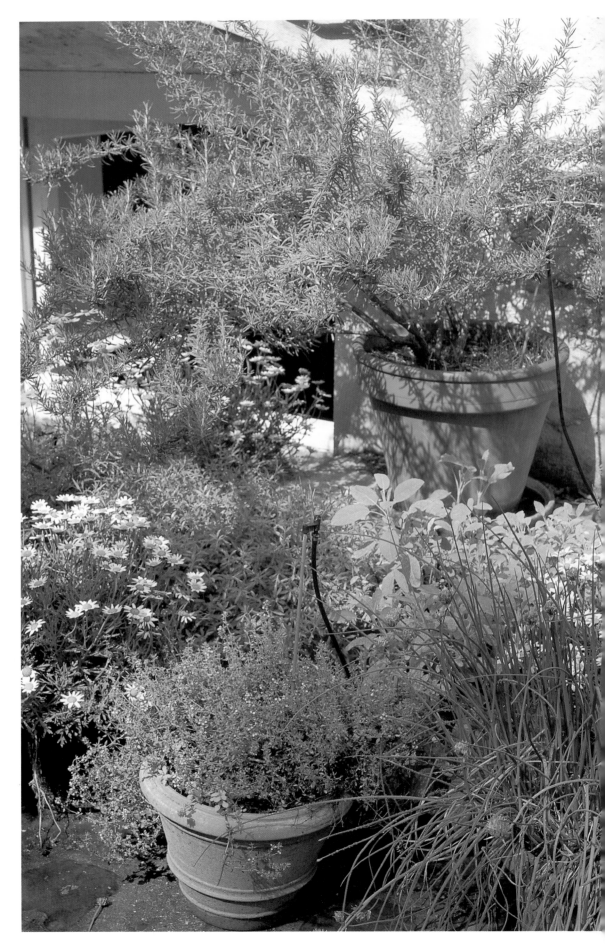

Las hierbas en contenedores necesitan más cuidados y atenciones para su crecimiento.

malas hierbas extiendan sus raíces al revivir en primavera. Hay que arrancar cada mala hierba por separado en lugar de tirar de todas a la vez. La tarea es ardua, pero así resulta mucho más efectiva. Es posible que terminemos de escardar al comienzo de una nueva estación. Sin embargo, a mediados o finales de verano, comprobaremos que las malas hierbas son cosas del pasado.

Si no nos seduce la idea de pelearnos cada año con las malas hierbas, existe otra alternativa: el abono. El abono ayuda a evitar el desarrollo de las malas hierbas, y es muy beneficioso, pues retiene agua y reduce la necesidad de riegos frecuentes. La paja y las hojas muertas hacen un magnífico abono. El de césped troceado sólo debe usarse con las hierbas anuales, porque, al pudrirse, libera nitrógeno.

Las plantas que crecen en condiciones frías se abonan cuando miden unos 15 cm de alto, cubriéndolas justo hasta la mitad. Con plantas de condiciones más cálidas, hay que esperar a finales de primavera, cuando el suelo ya se ha calentado, para abonarlas. Dejaremos un área libre de abono alrededor de los tallos o brotes de hojas; en caso contrario, estaremos invitando a las orugas y otras plagas.

Además de regarlas a diario, añadiremos algún fertilizante orgánico cada quince días, ya que las hierbas en recipientes no tienen acceso a los nutrientes como las de lecho. Para plantas conservadas en tiestos pequeños en los balcones, nos aseguraremos de girar de vez en cuando los tiestos para que todos los lados de la planta se beneficien del sol.

Siguiendo estos sencillos pero vitales consejos, podemos estar seguros de que nuestros lechos o macetas florecerán y, a finales de la primera estación, tendremos un espacio saludable y bien establecido. Planificar, crear y cuidar nuestro jardín de hierbas, ya sea de complejo diseño formal o, simplemente, unos cuantos tiestos, nos proporciona un entretenimiento útil y grato a la vista, fascinante, y que nos brindará muchas satisfacciones a lo largo de los años.

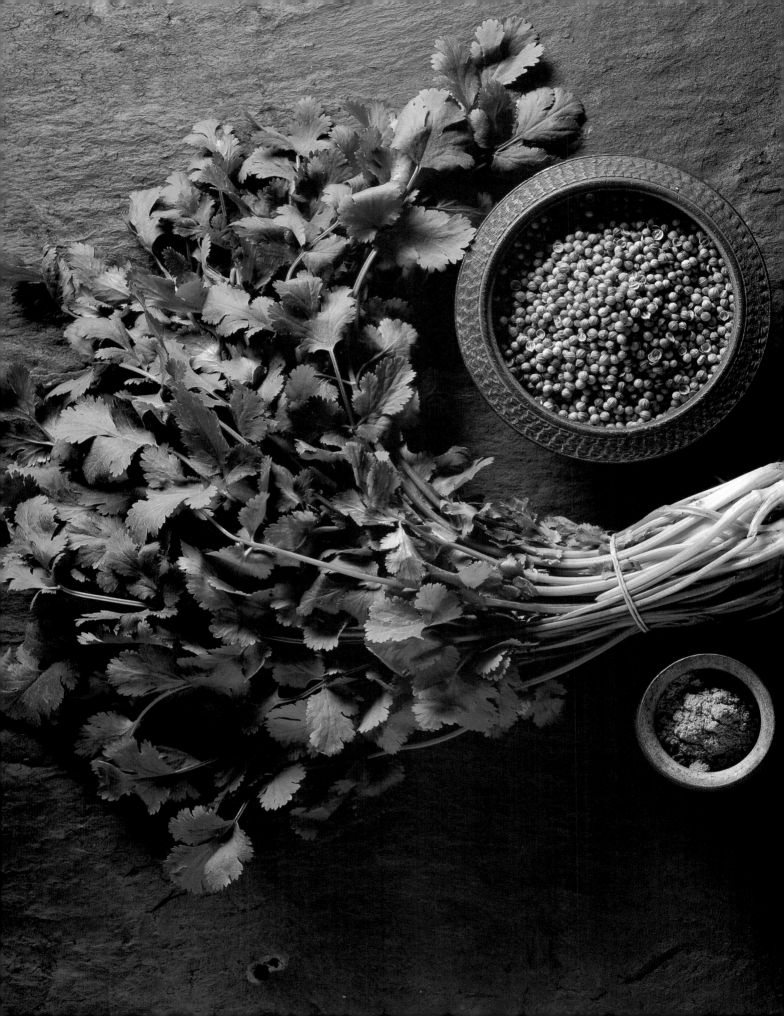

LAS HIERBAS EN LA COCINA

Durante siglos, las hierbas se han usado en los fogones como complemento al sabor natural de los alimentos, y todavía hoy figuran en todos los libros de cocina que hay en el mercado. En estas páginas repasaremos algunas de las formas en que las hierbas confieren una diferencia sutil a las comidas.

Contenido

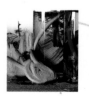

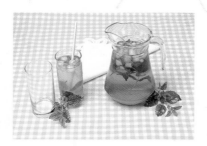

Las *Hierbas* en la *Cocina*

INTRODUCCIÓN

La costumbre de usar hierbas para sazonar los alimentos no es nueva. En realidad, es casi tan antigua como la Humanidad. Los arqueólogos han encontrado evidencias de que los hombres primitivos ya usaban partes de algunas plantas para sazonar y acentuar el sabor de ciertos comestibles. Los granos de mostaza se utilizaban con la carne, y las semillas de trigo y cebada silvestres salpicaban otros alimentos para darles sabor.

Por supuesto, las hierbas eran silvestres, pues el cultivo para usos medicinales y culinarios es muy posterior. En los grandes jardines, se les reservaban secciones especiales, mientras en los humildes huertos crecían junto a las hortalizas. Y esta valiosa tradición ha perdurado. ¿Puede haber algo más satisfactorio que ser capaz de cultivar en tu propio jardín las hierbas necesarias para aderezar los platos de tus comidas o cenas veraniegas? Ya el aroma abre el apetito al recogerlas.

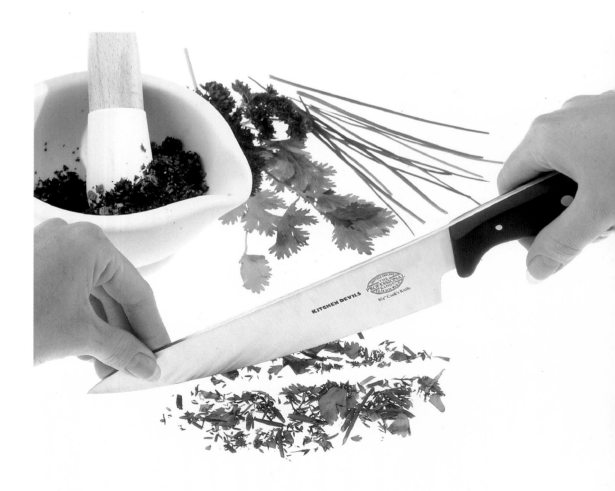

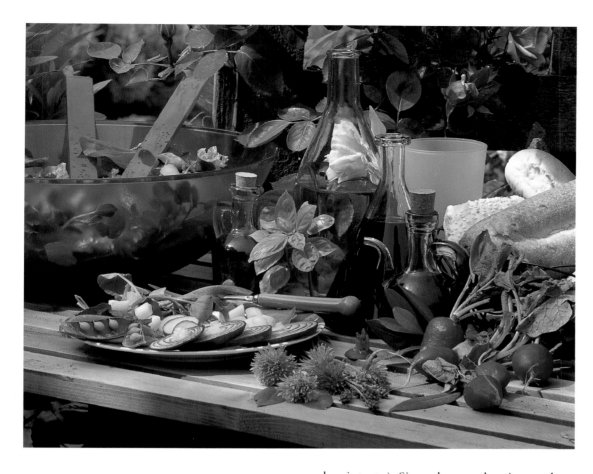

Las hierbas son ingredientes deliciosos para ensaladas, aderezos y aceites.

La variedad de hierbas, las culinarias incluidas, es amplia, y hoy día son pocas las personas que disponen de suficiente espacio, tiempo y ganas, para cultivar todas las variedades que pueden encontrarse en un herbolario. Sin embargo, una pequeña plantación de las más comunes, o una selección en tiestos ubicados detrás de la puerta de la cocina, en el balcón o en la ventana, da a los guisos un sabor fresco y diferente.

COCINANDO CON HIERBAS

En cocina, pueden usarse hierbas frescas, secas o congeladas (ver páginas 145-149). Las hierbas frescas no tienen el sabor concentrado de las variedades secas, pero, como contrapartida, son más aromáticas. Deshaga una hoja fresca con los dedos y aspire su esplendorosa fragancia.

Las hierbas frescas pueden usarse en guisos (en estos casos, hay que añadirlas al final del tiempo de cocción para que conserven su sabor intacto). Sin embargo, el mejor modo de saborearlas es consumiéndolas en su estado natural: crudas. La tradicional ramita de perejil o los trocitos de cebollinos son atractivos, pero hay otras hierbas de hoja blanda que merecen ser ingredientes por derecho propio. Unas hojas de menta troceadas combinadas con yogur, constituyen el clásico tsatsiki, el perfecto refresco veraniego griego; las hojas de albahaca añadidas a una ensalada normal elevan muchos grados en la escala culinaria este acompañamiento cotidiano. Por supuesto, son muchas las hierbas demasiado duras para consumirlas crudas, como el romero o el laurel, que están mejor como aderezos de otros platos.

Al secarse, las hierbas intensifican su aroma, lo que significa que disponemos de hierbas aromáticas durante todo el año, y no sólo en verano o en la estación de crecimiento. Las hierbas secas se usan con los alimentos guisados, y pueden convertirse en la base de algunos platos deliciosos e inolvidables. Las

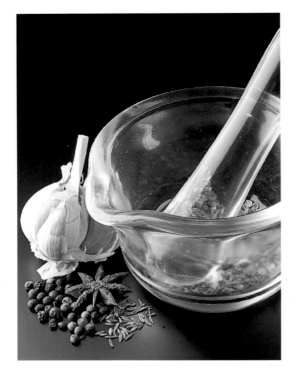

Un mortero o almirez es un utensilio muy útil para majar las hierbas.

hierbas" que se encuentra en los estantes de cualquier supermercado es un buen comodín y suele resultar con salsas o asados, el "toque" de la cocina creativa es saber elegir la hierba que mejor combina y aporta más sabor a un determinado alimento. El estragón, por ejemplo, es estupendo con el pollo asado, mientras el hinojo parece hecho para el pescado. Los aromas y gustos de ciertas hierbas pueden también evocar algunas cocinas nacionales o regionales. El cilantro, sin ir más lejos, conjura imágenes de Grecia y Oriente Medio; la albahaca, por su afinidad con el tomate y la pasta, recuerda Italia; la artemisa, por su parte, con frecuencia usada como aliño en el cerdo, salazones, o verduras como las habas, tiene ecos de la cocina rural de Europa del Norte.

hierbas congeladas son un puente entre las frescas y las secas, y hacen posible cocinar con sabores de verano en el invierno más crudo. Sin embargo, una vez descongeladas, no dan el mismo resultado que las frescas en ensaladas o en otros platos en que no son meros añadidos sino componentes primordiales.

La menta es una de las más populares hierbas culinarias. El sabor de la madrastra es especialmente delicioso.

De cualquier forma que se use, fresca, seca o congelada, es importante saber qué hierba va bien con cada plato. En tanto la "mezcla de

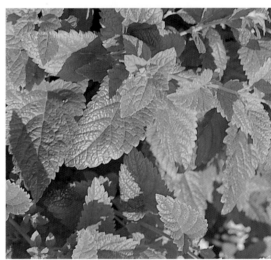

Dado que éste es un libro sobre los diversos usos de las hierbas, las páginas siguientes no contienen recetas propiamente dichas —para eso están los libros de cocina— sino ideas para complementar los platos de nuestra mesa con los exquisitos aromas y sabores de las hierbas culinarias.

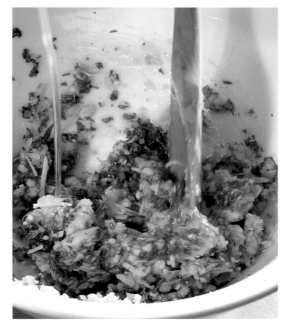

Las hierbas proporcionan un gusto especial a cualquier plato.

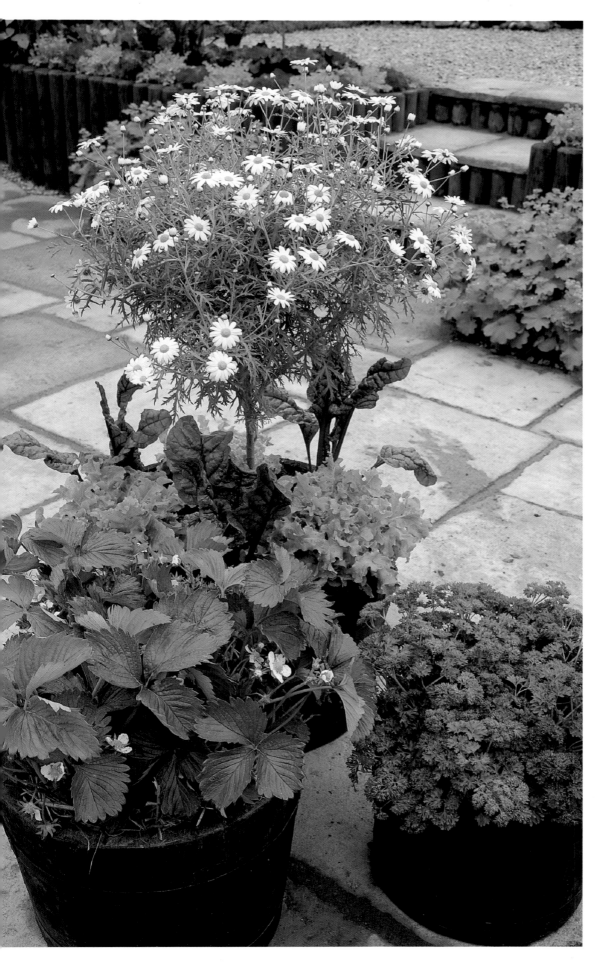

Cultive el perejil
cerca de casa para
tenerlo siempre
fresco y a mano.

Aliños y Guarniciones

A continuación, unos consejos rápidos y sencillos para aportar a la cocina el apetitoso sabor de las hierbas y también para dar a los platos una presentación atractiva.

MEZCLA SURTIDA

Este método de aliñar los alimentos es clásico en la cocina francesa. Se usa más en recetas "líquidas" como caldos, sopas, guisados, y verduras escalfadas, pescados o carnes, en los que las salsas que absorben el sabor de las hierbas empapan los ingredientes. Dos o tres ramitas de perejil junto con otra ramita u hoja de dos o tres hierbas más, forman la base de la mezcla surtida. Experimentaremos hasta dar con las combinaciones que vayan mejor con los distintos alimentos.

Las hierbas molidas para aliño son un delicioso sustituto de la sal.

INGREDIENTES
hilo de bramante de cocina o hilo fuerte de
  coser
una de las siguientes combinaciones de
hierbas frescas:
perejil, laurel, salvia
perejil, menta, cebollino
perejil, hinojo, tomillo, laurel
perejil, estragón, laurel, cebollino
perejil, tomillo, laurel, picante
perejil, levístico, orégano, laurel
perejil, romero, salvia
tomillo, romero, orégano, laurel
hinojo, eneldo, laurel

Unir los tallos de las hierbas y atarlos con un bramante o hilo corriente. Sumergirlas en el líquido que se está cocinando. Sacar antes de servir.

ALIÑOS
El exceso de sal en nuestros alimentos es nocivo para la salud, por eso exponemos una mezcla de aliños que pueden sustituirla. Tener a mano cierta cantidad ya preparada, supone que ponemos sazonar con rapidez una vinagreta o algunas verduras cocidas sin perder el tiempo rallando o troceando las hierbas. Tendremos nuestros polvos dentro de un espolvoreador (un viejo salero o especiero bien fregado y seco valdrá). Usemos lo que usemos, necesitaremos una taza para preparar la mezcla.

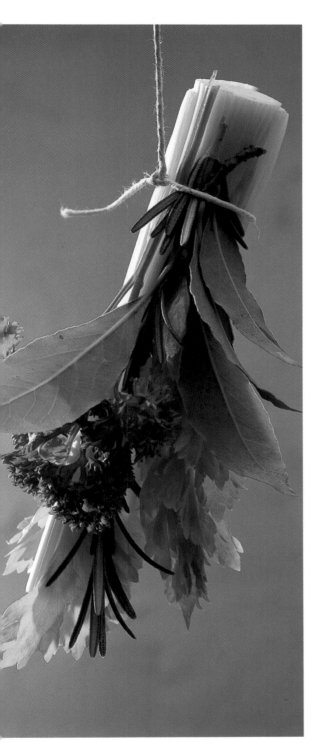

50 g de capas de cebolla secas

50 g de hojas secas de eneldo

*3 cucharadas soperas de semillas de sésamo
ligeramente tostadas*

1 cucharada sopera de tomillo seco

2 cucharadas de café (5 ml) de orégano seco

2 cucharadas de café de semillas de apio

*2 cucharadas de café de cáscara de limón
seca*

1 cucharada de café de pimentón

½ cucharada sopera de ajo en polvo

*½ cucharada sopera de pimienta negra
molida fresca*

Machacar todos los ingredientes juntos en un mortero o almirez, o moler en un molinillo de café. Guardar la mezcla en un espolvoreador y cerrarlo herméticamente.

*Manojo de hierbas
frescas.*

HOJAS Y FLORES CRISTALIZADAS

Para una decoración bella y comestible, cristalicemos hojas de menta o flores de borraja mediante este método: batir la clara de huevo hasta que esté espumosa. Untar con ella flores y hojas y bañarlas en azúcar, para que se adhiera a ellas. Luego, colocarlas en una bandeja hasta que se sequen.

AZÚCAR DE ESPLIEGO

Guardar dos o tres cabezuelas de espliego en un tarro hermético con azúcar. Aromatizará el azúcar, y podrá usarlo espolvoreado en platos delicados como bizcochos, flanes o helados.

Aceites y Vinagres de Hierbas

Con sólo añadirle unas cuantas hierbas bien escogidas, cualquier aceite o vinagre corriente se transforma en una delicia de *gourmet*. Con los cuidados y condiciones necesarias, los aceites y vinagres aromáticos caseros pueden convertirse en un original y exquisito regalo para el paladar.

ACEITES AROMÁTICOS

Los aceites aromatizados con hierbas se usan en escabeches y vinagretas, regando carnes y pescados antes de asarlos, o empapando, al estilo italiano, gruesas rebanadas de pan tostado. El aceite de oliva virgen, o el ligero aceite de sésamo, son los más aptos para este fin, pero otros aceites como el de girasol o el de nuez también nos sirven. No debemos olvidarnos de etiquetar las botellas para saber qué contiene cada una. Una ramita de hierba fresca, introducida antes de cerrar el recipiente, proporciona un toque atractivo e intensifica el sabor.

INGREDIENTES
600 ml del aceite preferido
6 cucharadas soperas de hierbas de una de las
*   combinaciones siguientes:*
albahaca, tomillo, romero
tomillo, romero, chalote
albahaca, tomillo, cebollino, pimpinela, ajo
estragón, toronjil, granos de pimienta verde
hojas de eneldo, semillas de eneldo,
pimpinela, ajo

Usar mortero y almirez para reducir las hierbas a pasta. Añadir una pocas gotas de aceite y removerla; después, poco a poco, añadir el resto del aceite. Verter la mezcla en un tarro limpio y seco, taparlo y dejarlo en

Los aceites aromatizados con hierbas son idóneos para escabeches y salsas.

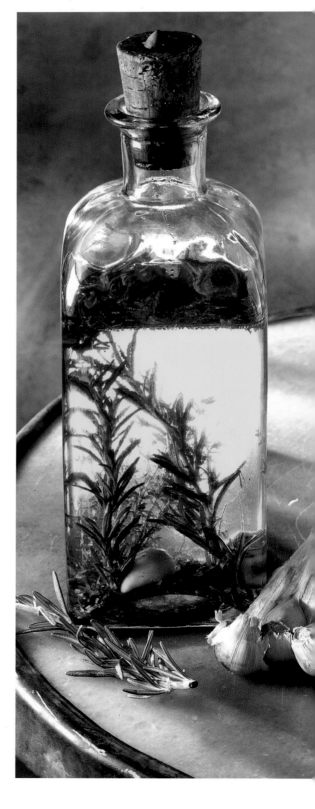

reposo durante dos semanas, agitando la mezcla una o dos veces al día. Colar en una botella limpia, cerrarla, etiquetarla y guardarla.

VINAGRES DE HIERBAS

La simple adición de un vinagre de hierbas enriquece al instante cualquier vinagreta, pero intentemos buscar nuevas aplicaciones: estofados, sopas y salsas se benefician de unas gotas de vinagre de hierbas añadidas al final del tiempo de cocción, y también pueden sustituir al vino en cualquier receta. El delicado sabor de la hierba se arruinaría en un vinagre común; por lo tanto, optaremos por un vino blanco de excelente calidad o un vinagre de sidra.

INGREDIENTES
*600 ml de vino blanco o vinagre de sidra
una buena cantidad de hierbas como albahaca, estragón, hojas de laurel, tomillo o menta.*

No es necesario trocear o majar las hierbas, basta con introducirlas en el tarro, echar el vinagre, taparlo, y dejarlo dos semanas al sol en un balcón, agitándolo una o dos veces al día. Traspasarlo a una botella limpia, añadir ramitas de hierbas frescas a voluntad, tapar y almacenar en lugar oscuro y fresco. También se pueden probar otras combinaciones.

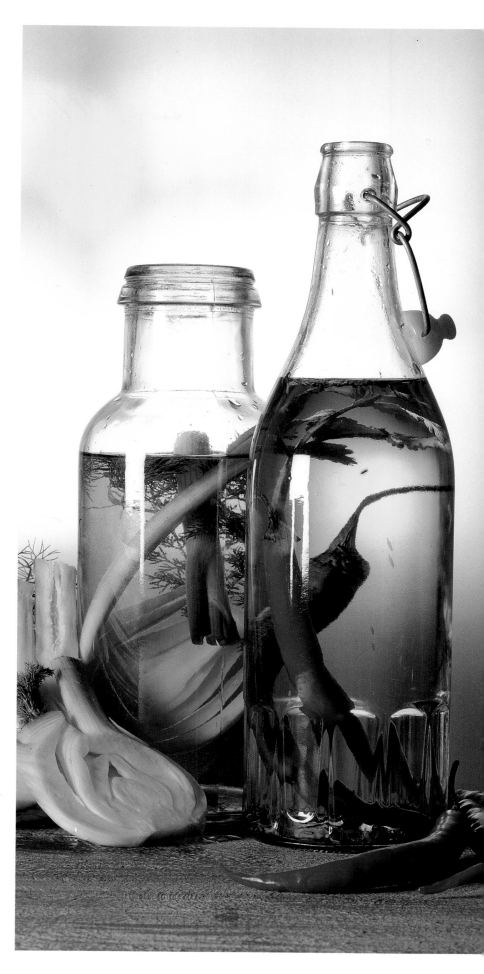

Los vinagres de hierbas, por su delicioso sabor, pueden sustituir al vino en muchas recetas.

Salsas y Untables

Los quesos cremosos con hierbas añadidas resultan más apetitosos.

Una mantequilla de hierbas aromáticas, con todas las fragancias de un jardín estival, o una salsa de hierbas casera, transforman al instante el guiso más humilde en algo realmente especial, y, para rematar la comida, ¿hay algo más memorable que una selección de sabrosas galletas untadas con un queso a las hierbas hecho en casa?

MANTEQUILLA DE HIERBAS

El perejil es la hierba más usada con las mantequillas, pero existen otras muchas alternativas: albahaca, menta, estragón, o una mezcla de hierbas diversas. Tendremos que seleccionarlas con cuidado, pues no todas son válidas. El romero, por ejemplo, por su fuerte sabor y su textura, no combina bien con la suave y delicada mantequilla. La hierba elegida depende mucho del plato con el que vayamos a servirla. La mantequilla a la menta con patatas nuevas es un ejemplo excelente de perfecta simbiosis.

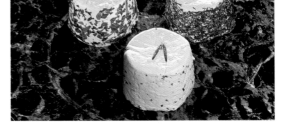

INGREDIENTES
100 g de mantequilla sin sal
4-5 cucharadas soperas de la hierba elegida
1 cucharada de café de zumo de limón

Si la mantequilla está dura, dejarla a temperatura ambiente hasta que se ablande. Aplastarla con un tenedor añadiendo el zumo

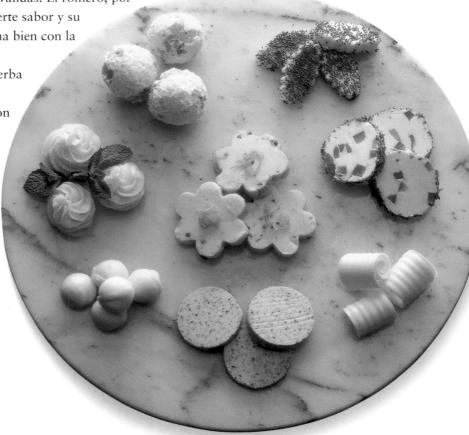

Son varias las hierbas que, combinadas con la mantequilla, enriquecen cualquier plato.

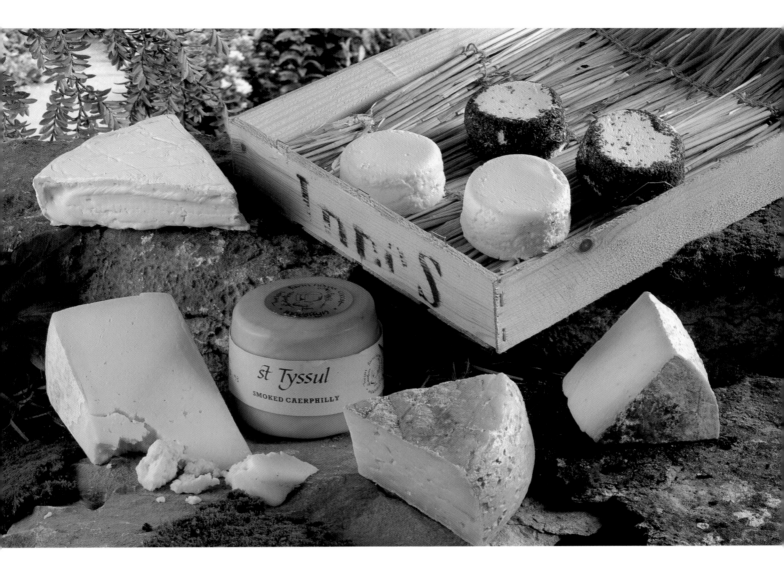

de limón y, luego, las hierbas. Asegurarse de que los ingredientes quedan bien mezclados. Verter la mezcla en un plato y meterla en la nevera hasta que endurezca. Después, cortar en cubos y colocarlos en un plato o sobre la comida poco antes de servir.

QUESO DE HIERBAS Y AJO

Una forma extremadamente sencilla de transformar un queso cremoso en un bocado de *gourmet*, y mucho más barato que en el comercio. Podemos usar queso fresco, cuajado, o requesón, aunque en el último caso tendremos que añadir 3 cucharadas soperas de crema para darle consistencia. Al igual que con la mantequilla, las hierbas de sabor delicado y hojas blandas como el cebollino, el perifollo o el perejil son las más apropiadas para el queso.

INGREDIENTES

225 g de crema, queso cuajado o requesón
2-3 cucharadas soperas de hierbas frescas desmenuzadas
½ diente de ajo muy troceado

Con un tenedor, mezclar el ajo y las hierbas con el queso hasta que todos los ingredientes estén bien mezclados. Darle forma redonda, colocarlo sobre un plato, cubrirlo con film transparente, y mantenerlo en la nevera hasta el momento de servirlo.

Los quesos a las hierbas también son un regalo excelente.

Refrescos Veraniegos

Las hojas y flores de las hierbas parecen encerrar la esencia del verano, y hay muchas bebidas refrescantes con hierbas que alivian los sofocos de una tarde de calor. Si las recetas que aquí ofrecemos le gustan, pruebe a crear sus propias bebidas, como ponches de frutas con hierbas aromáticas o batidos de leche.

LIMONADA A LA MENTA

La limonada casera nos brinda una experiencia gustativa muy alejada de las de los azucarados y gaseosos refrescos comerciales. La menta hace esta receta particularmente refrescante. Resulta más grata con frutas de cultivo orgánico.

INGREDIENTES
3 limones y zumo de limón al gusto
1 naranja
250 g de miel, o más, dependiendo del gusto
50 g de hojas de menta desmenuzadas
50 g de hojas de toronjil desmenuzadas
300 ml de agua hirviendo
1 litro de agua fría
ramitas frescas de menta y toronjil para decorar

Los cubos de hielo decorativos enfrían cualquier bebida veraniega.

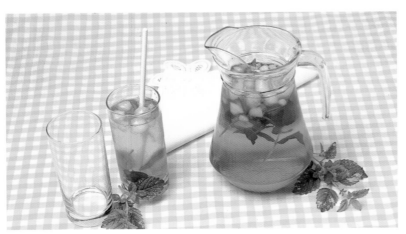

Pelar y cortar en rodajas los limones y la naranja, asegurándose de quitar las pepitas. Exprimir el zumo. Echar las pieles, la miel y las hierbas troceadas en una jarra o bol resistente al calor. Verter el agua hirviendo, y remover hasta que la miel esté bien disuelta. Dejar que repose 30 minutos y, después, añadir los zumos de limón y naranja. Trasvasar a una jarra limpia y añadir el agua fría. Si fuera necesario, agregar miel o zumo de limón al gusto. Poner a enfriar durante una hora. Servir en vasos con cubitos de hielo, y decorar con ramitas de hierbas.

TÉ HELADO A LA MENTA

Hecho en grandes cantidades, es la bebida perfecta para una fiesta estival en el jardín. Para menos gente, reducir proporcionalmente las cantidades. Si añadimos soda burbujeante, haremos un refresco totalmente diferente al té a la menta.

INGREDIENTES
(PARA 6 LITROS APROXIMADAMENTE)
3 litros de té fuerte
1,5 litros de soda
750 g de azúcar extrafino
450 ml de zumo de limón
ramitas de menta y hielo, y servir con una rodaja de limón o naranja (opcional)

Verter el té en una ponchera o en una sopera, añadir el azúcar y dejarlo enfriar. Echar el zumo de limón y la soda. Verter la mezcla en tazas. Añadir cubitos de hielo y menta para decorar. Una rodaja de limón o de naranja también resulta atractiva.

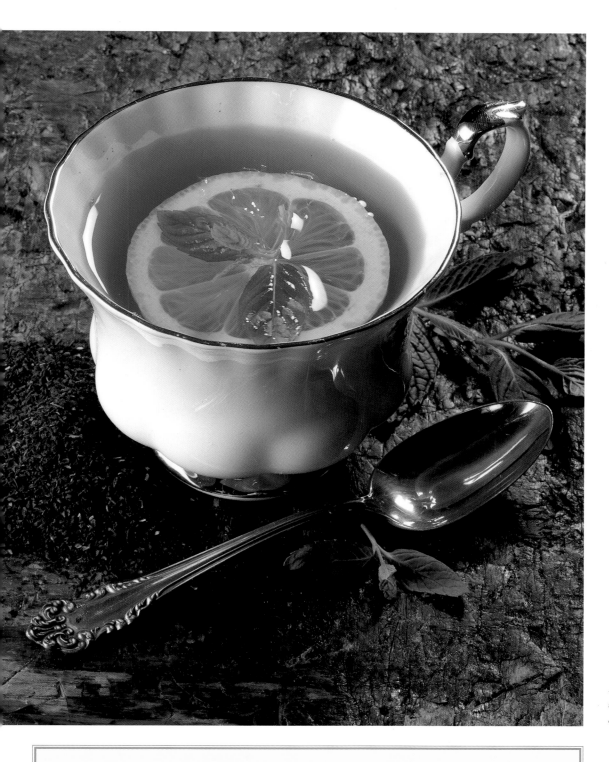

*El té con menta es
un refresco estival
exquisito.*

CUBITOS DE HIELO DECORATIVOS

Los cubitos de hielo que contienen flores u hojas resultan muy atractivos en las
bebidas veraniegas. Llene hasta la mitad de agua las cubiteras, ponga en cada
receptáculo una flor, hoja o ramita de hierbas como borraja, menta, tomillo,
violeta o espliego. Termine de llenarlo de agua, y, como siempre, póngalo
en el congelador.

Alegres Bebidas Estivales

Hay dos bebidas que encierran el espíritu de los alegres días de verano. Ambas son excelentes aperitivos para comidas al aire libre, ya sea una celebración especial en el jardín, o una merienda dominical en el patio con los amigos.

JULEPE DE MENTA

Es una bebida americana clásica que revela el estilo de vida del profundo Sur. Típica del primer sábado de mayo, con motivo del famoso Derby de Kentucky, su historia se remonta a las postrimerías del siglo XIX. El objetivo es conseguir un perfecto equilibrio entre los sabores del *bourbon* —que da su fuerza a la bebida—, la menta y el azúcar, para que ninguno de ellos se imponga a los otros.

INGREDIENTES (PARA UNA PERSONA)
1 cucharada de café de azúcar
1 cucharada de café de agua
5-6 hojas de menta fresca
hielo picado
50 ml de bourbon de Kentucky de buena
  calidad
una ramita de menta fresca para decorar

Poner el azúcar, el agua y la menta en el fondo de un vaso mezclador. Majar con una cuchara hasta que el azúcar se disuelva y se extraiga la esencia de la menta. Llenar el vaso con el hielo. Cuando el exterior se escarche, verter el *bourbon* lentamente, para que vaya filtrándose por el hielo, y remover. Decorar con una ramita de menta y servir inmediatamente.

Selección de hierbas
y vinos frutales.

CHAMPÁN DE FLOR DE SAÚCO

Que quede claro que no es auténtico champán ni contiene alcohol, pero es una bebida fragante y aromática, ideal para un día de verano. El saúco silvestre crece en muchas partes, así es que si no disponemos de él en nuestro jardín, hemos de tener cuidado con dónde cogemos las flores. Hay que evitar coger las que crecen cerca de una carretera, y, siempre, lavarlas antes de usarlas.

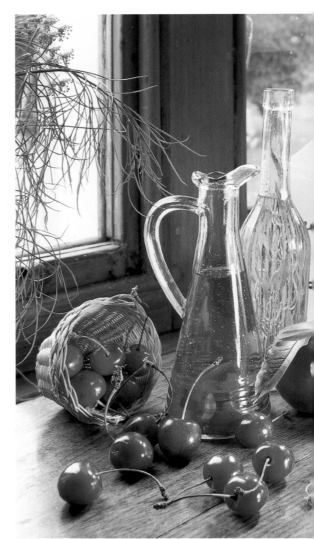

INGREDIENTES

4 litros de agua

625 g de azúcar extrafino

el zumo de 2 limones

4 cabezuelas grandes de flor de saúco

2 cucharadas soperas de vinagre de vino blanco

Poner el agua a hervir, echar el azúcar hasta que se disuelva, y dejarlo enfriar. Exprimir el zumo de un limón. Pelar el otro y cortarlo en cuatro piezas. Colocar las flores de saúco en un recipiente grande, no metálico. Añadir el zumo y los trozos de limón, el agua azucarada y el vinagre. Remover, taparlo con un trapo, y dejarlo reposar 24 horas. Tamizar el líquido, exprimiendo las flores para extraer el sabor. Verter en botellas con tapón de rosca, y dejar reposar al menos 10 días, hasta que entre en efervescencia. Se puede beber a las 3-4 semanas.

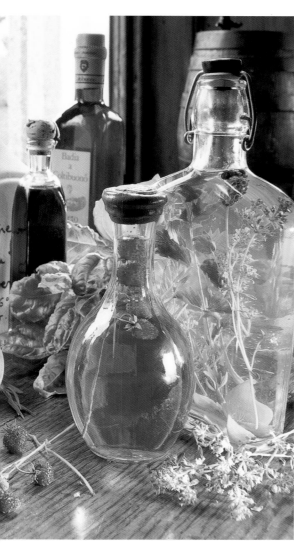

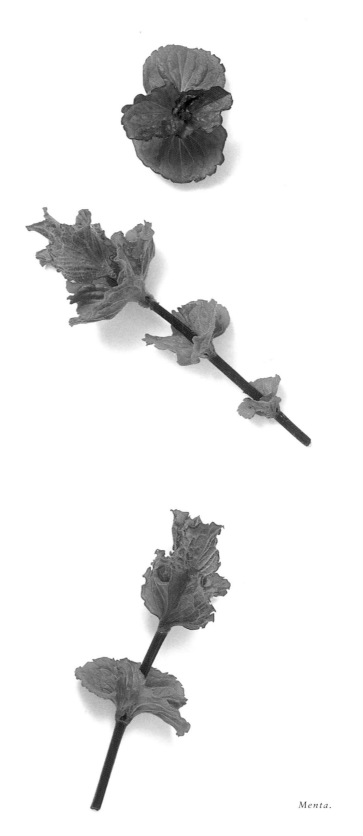

Menta.

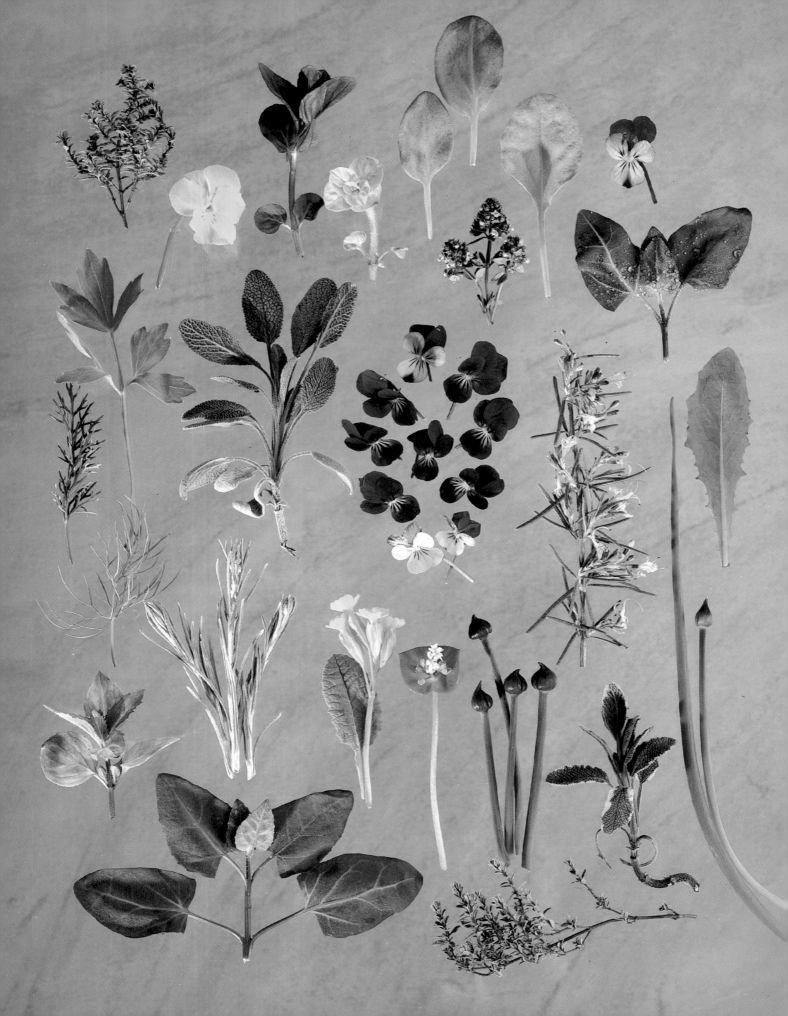

HIERBAS PARA LA SALUD

Las hierbas se han usado en medicina por todo el mundo y desde hace siglos. Todavía hoy, muchas personas se valen de remedios naturales como alternativa o complemento de los modernos tratamientos médicos. Aquí repasaremos algunos de los usos más comunes de las hierbas como remedios de trastornos sencillos.

Contenido

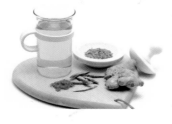

Hierbas para la Salud

INTRODUCCIÓN

Antes del descubrimiento de los medicamentos modernos, las hierbas eran la base de los remedios medicinales. El uso de hierbas con fines terapéuticos se remonta miles de años atrás. Según recientes investigaciones, las hierbas medicinales se han venido utilizando en China desde casi 3000 años a. C., y también hay constancia de su uso en el antiguo Egipto hacia la misma época.

En la Europa medieval, se crearon grandes jardines "físicos" destinados al cultivo de hierbas medicinales y culinarias. Más adelante, a partir de la invención de la imprenta, se publicaron libros especializados en "hierbas", que enumeraban un amplio número de plantas y sus usos. Uno de los más célebres fue *El herbolario completo*, de Nicholas Culpeper, editado en 1653.

Con el desarrollo de la medicina moderna y el auge de los tratamientos quirúrgicos, el cultivo de las hierbas cayó en desuso. Sin embargo, la creciente polémica sobre los efectos conocidos y desconocidos de las medicinas actuales, ha impulsado a muchas personas a buscar remedios naturales; así, las hierbas van ganando de nuevo popularidad.

LA EFICACIA DE LAS HIERBAS

El abanico de hierbas medicinales es amplísimo, y abarca plantas que muchas personas ni siquiera consideran hierbas. Flores silvestres como la malva de los pantanos, flores de jardín como la caléndula y la milenrama, arbustos como el saúco y sus flores, incluso la ortiga y el diente de león, son algunas de las muchas plantas

medicinales. Las hojas tiernas, las flores, los tallos y cortezas, las semillas, todas tienen propiedades medicinales según la planta a la que pertenezcan.

Si alguien duda del poder curativo de las hierbas, recuerde que los ingredientes activos de esas plantas son la base de diversos medicamentos modernos. Esteroides y anfetaminas, por ejemplo, tienen un origen vegetal; la dixogina y la digitoxina, usadas en cardiología, son versiones de la digitalina, el principio activo de la dedalera. Tal vez el caso más conocido sea el de la popular aspirina, un derivado de la corteza de sauce, uno de los más conocidos remedios naturales anti-inflamatorios.

El aloe vera, un remedio obtenido a base de un miembro de la familia del aloe, es otro ejemplo de cómo la medicina antigua sirve para combatir las enfermedades modernas.

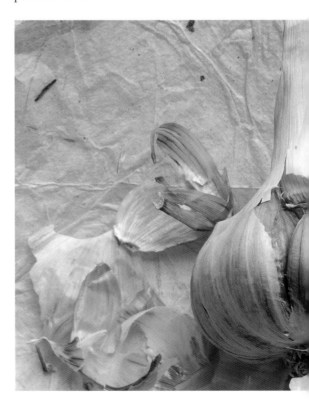

El ajo tiene muchas aplicaciones medicinales.

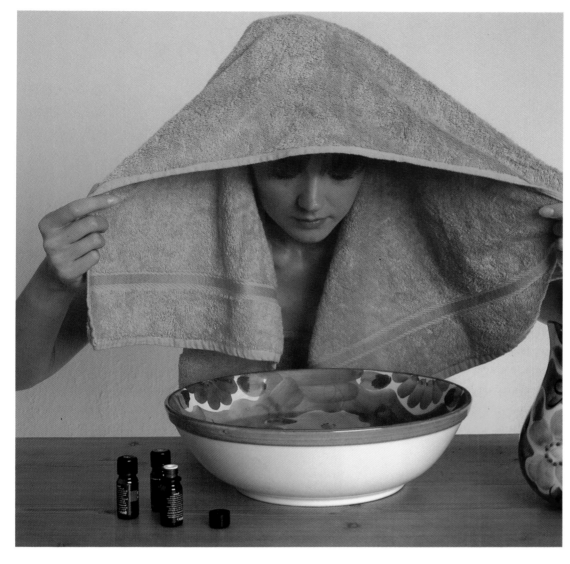

*Los vahos alivian
la congestión
nasal.*

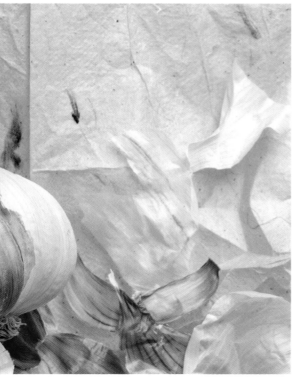

Investigaciones efectuadas en los Estados
Unidos han demostrado que el aloe vera
—cuyo uso se remonta a cuatrocientos
años a. C.— es el mejor remedio para las
quemaduras por radiación.

Remedios Vegetales

Las hierbas medicinales se encuentran en comercios especializados, pero si queremos valernos de hierbas frescas, la opción más segura es cultivarlas nosotros mismos, a ser posible orgánicamente.

Aparte de en pastillas que pueden adquirirse en tiendas naturistas, la infusión o decocción es el método más sencillo para ingerir las hierbas. Las infusiones deben tomarse recién hechas, todavía calientes, pero pueden conservarse en la nevera al menos un día. Para suavizar su sabor, pueden endulzarse con miel o zumo de manzana.

INFUSIONES

Las infusiones se hacen echando hojas, flores o tallos de determinadas hierbas en agua caliente. Las cantidades dependen del gusto, y pueden variar levemente de lo siguiente: poner en una taza o una tetera 1-2 cucharadas de café de la hierba seca, o el doble si es fresca, y añadir una taza de agua muy caliente que no llegue a hervir, pues podría acabar con muchos de los principios activos de la hierba. Dejarlo reposar 10-20 minutos. Colar antes de ingerir. Para cantidades mayores, suficientes para 3 tomas diarias, pondremos 25 g de hierba seca, o 50 g de fresca, y al menos 600 ml de agua.

DECOCCIONES

La loción de maravilla restaña rasguños y abrasiones.

Las decocciones se hacen con las raíces, cortezas, y a veces ramitas, bayas, o semillas de una planta. Como éstas son más duras, necesitan cocer a fuego lento para liberar sus principios activos. Para hacer una decocción, colocar 25 g de hierba seca, o 50 g de fresca cortada en trocitos, en un cazo de cristal o de acero inoxidable (nunca de aluminio). Añadir 900 ml de agua, llevarla a punto de ebullición, reducir el fuego, y dejar a fuego lento 10-15 minutos hasta que el líquido se reduzca dos tercios. Colar, endulzar al gusto, y tomar.

REFLEXIONES SOBRE LA SEGURIDAD

Aunque los remedios vegetales, usados correctamente, suelen ser muy seguros, es aconsejable empezar con dosis pequeñas para probar si provocan efectos secundarios. Las hierbas son más eficaces con el estómago vacío pero, si nos producen náuseas, será mejor ingerirlas durante o después de las comidas. Para los adultos, la dosis normal es una taza tres veces al día. Para niños menores de 5 años, reduciremos la dosis a un cuarto de la de adulto. De 5 a 11 años, ya pueden tomar la dosis normal. Las personas mayores

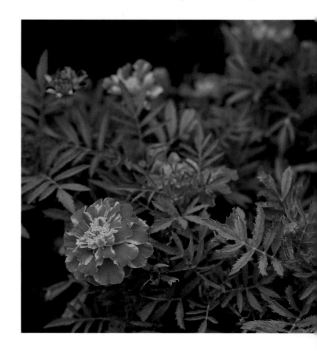

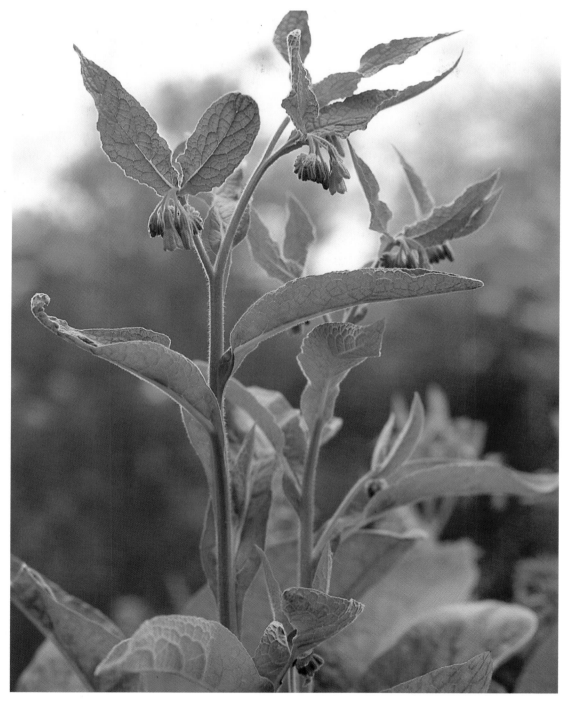

Una cataplasma de consuelda calma la desazón en irritaciones cutáneas.

de 65 años tienen que ser especialmente cautas, sobre todo si padecen alergias. Las mujeres embarazadas o lactantes, o cualquier persona que esté medicándose, deben consultar con su médico antes de tomar cualquier remedio natural.

Si a las dos horas de ingerir el remedio siente náuseas, dolor de cabeza o diarrea, suspenda el tratamiento inmediatamente y consulte a su médico o a un naturista acreditado. Y recuerde: si las molestias continúan durante más de dos días, debe buscar consejo profesional.

Para aliviar
Molestias y Dolores

Si padecemos jaquecas o migrañas, existen algunos remedios que pueden ayudarnos, dos de los cuales citamos más abajo. Puesto que pueden ser dolencias provocadas por el estrés y la ansiedad, procuremos, además, encontrar el modo de relajarnos.

ACEITE DE ESPLIEGO

Este aceite, que no es el aceite esencial de aromaterapia (ver páginas 110-111), se usa para tratar jaquecas y migrañas.

INGREDIENTES
un puñado de flores frescas de espliego
1 litro de aceite de oliva

Colocar las flores y el aceite en un jarro de cristal o una botella, y dejarlo reposar 3 días en un lugar soleado. Colarlo con un fino tamiz, exprimiendo las flores al hacerlo. Repetir el proceso con más flores frescas hasta que el aceite adquiera su aroma. Tomar diariamente 5 ó 6 gotas en un terrón de azúcar.

VARIACIONES
Usar el aceite para masajear los hombros y el cuello si las jaquecas están provocadas por tensiones musculares. Frotar, también, las sienes con el aceite. Alternativamente, preparar una infusión de hojas y flores y tomarla 3 veces al día (ver página 101).

AMARO

El aceite volátil de amaro (*Salvia sclarea*), un miembro de la familia de la salvia, puede aliviar las molestias de los trastornos de la menstruación. Es un aceite del tipo de los usados en aromaterapia (ver páginas 110-111), y no debe aplicarse directamente sobre la piel sin diluirlo previamente en un aceite base.

INGREDIENTES
3 gotas de aceite de amaro esencial
1 cucharada de café (5 ml) de aceite de almendras

Mezclar 30 gotas de aceite de amaro con 50 ml de aceite base (o la mitad de esta proporción, si se prefiere). Masajear el bajo abdomen y la espalda.

El espliego es la base de muchos remedios balsámicos.

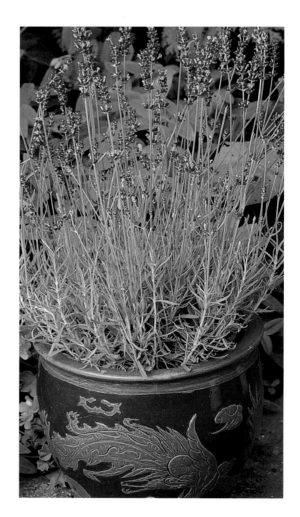

MATRICARIA

La matricaria *(Chrysanthemum parthenium)* ha demostrado su eficacia contra la migraña. Contiene un aceite volátil y tanino, y dilata los vasos sanguíneos constreñidos que causan el dolor de cabeza. También posee propiedades anti-artríticas. Preparar una infusión de hojas (ver página 101) y tomar una cucharadita 3 veces al día. Precaución: hay personas que recomiendan comer las hojas crudas en ensalada; sin embargo, eso puede causar irritaciones y originar úlceras bucales, por lo que no es aconsejable usarlas de ese modo. Tampoco deben consumirse durante el embarazo.

HIERBAS RELAJANTES

He aquí unos remedios que ayudan a relajarse y a conciliar el sueño nocturno: la infusión de camomila (según la receta estándar de la página 101); la hierba gatera (25 gotas de esencia antes de acostarse); el aceite de espliego: salpique unas gotas a ambos lados de la almohada al irse a la cama.

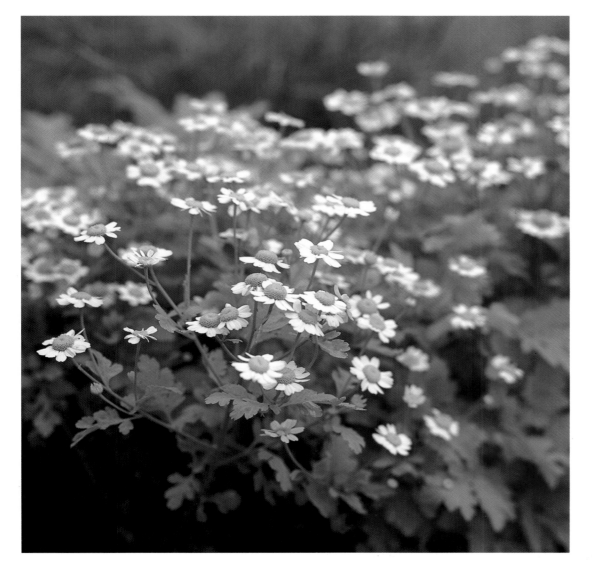

Matricaria.

Problemas de Boca y Garganta

INTRODUCCIÓN

Los antibióticos de la medicina convencional, tan exitosos al combatir infecciones, se han mostrado ineficaces ante los virus que causan el resfriado común, las irritaciones de garganta, y la gripe. Y aquí es donde entran en juego las hierbas medicinales, porque pueden combatir infecciones víricas y bacterianas al tiempo que reducen los desagradables síntomas de los trastornos respiratorios.

GARGARISMOS DE SALVIA ROJA

Los gargarismos con hojas de salvia roja, o *Salvia officinalis*, pueden ser un antiséptico efectivo para las infecciones de boca y garganta, y reducen la inflamación de las membranas mucosas. Deben sus valores curativos a sus diversos componentes: aceite volátil, resina, taninos, saponinas y flavónidos.

INGREDIENTES

125 g de hojas recién cogidas, o 50 g de hojas secas
112 ml de vino blanco o vinagre de sidra
tintura de mirra, disponible en farmacias o tiendas naturistas (opcional)

Colocar las hojas en un recipiente de cristal o de acero inoxidable. Añadir el vinagre, cubrir, llevar a ebullición, luego, reducir el fuego y dejarlo 10 minutos a fuego lento. Colarlo, añadir igual cantidad de agua y algunas gotas de mirra. Embotellar y tapar. Hacer gárgaras con el preparado, rebajándolo si el sabor lo requiere, 3 veces al día.

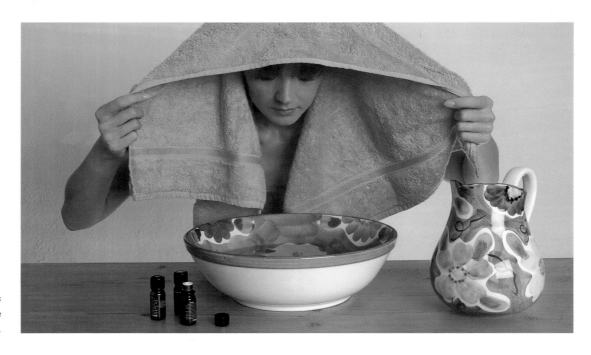

La bergamota es muy eficaz contra las congestiones.

EL AJO Y LA SALUD

Con sus potentes propiedades antisépticas y antibacterianas, comerse un diente de ajo fresco previene las infecciones respiratorias. También es beneficioso para el sistema digestivo y el circulatorio, pues ayuda a mantener los niveles de grasa en la sangre evitando coágulos que pueden derivar en una trombosis. Para evitar el "aliento a ajo", tomar 2-3 cápsulas de aceite de ajo todas las noches; el olor habrá desaparecido por la mañana.

DECOCCIÓN DE EQUINACEA

La equinacea es un remedio herbario básico: es capaz de destruir los organismos que causan las infecciones provocadas por virus, bacterias u hongos, a la vez que restaura el sistema inmunológico. Puede ser muy eficaz en trastornos respiratorios como tonsilitis, sinusitis, bronquitis, y también combatiendo abscesos y diviesos. Prepare una decocción de su raíz (ver página 101) y tómela 3 veces al día. Conviene saber que la tintura de equinacea puede adquirirse en tiendas especializadas.

VARIACIONES

Beber una infusión de hojas de salvia roja (ver página 101) tres veces al día puede combatir:

flatulencia

transpiración excesiva

y reducir la lactación en madres que producen demasiada leche o han renunciado a dar el pecho.

PRECAUCIONES

No utilizar salvia durante el embarazo porque puede tener un efecto estimulante del músculo uterino y provocar contracciones.

VAHOS DE BERGAMOTA

El alto contenido de timol de las hojas de bergamota (*Monarda didyma*) hace de ellas un eficaz tratamiento para aliviar el catarro y la congestión nasal.

INGREDIENTES

un buen puñado de hojas de bergamota recién cogidas

agua hirviendo

Colocar las hojas de bergamota en una palangana y verter el agua hirviendo. Cubrirse la cabeza con una toalla para hacer "una sauna" e inhalar los vahos.

VARIACIONES

En lugar de la bergamota, pueden añadirse al agua unas cuantas gotas de aceite de eucalipto.

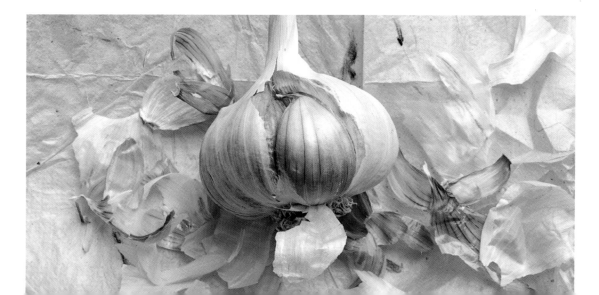

Cabeza y diente de ajo.

Cortes, Picaduras y Problemas cutáneos

Flores y hojas son la base de estos remedios de hierbas para aliviar y tratar diversos problemas de la piel y heridas menores. Algunas, por su fragancia, deleitan los sentidos al tiempo que sanan l cuerpo.

ACEITE DE CAMOMILA

Una cataplasma de consuelda calma la desazón en irritaciones cutáneas.

El fragante aceite extraído de las flores de camomila (*Chamaemelum nobilis*) se usa para aliviar las erupciones cutáneas alérgicas.

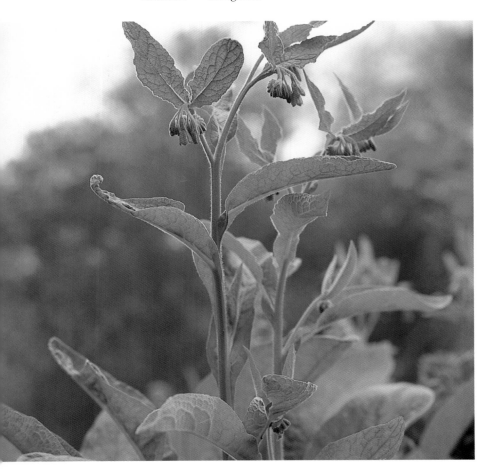

INGREDIENTES
cogollos de flores de camomila
aceite de oliva

Prensar en un tarro flores de camomila y cubrirlas con aceite de oliva. Dejarlo tres semanas en un lugar soleado; colarlo, embotellarlo y taparlo.

COMPRESAS DE SANGUISORBA

Para calmar las quemaduras del sol, se preparan compresas de hojas de sanguisorba (*Sanguisorba minor*).

INGREDIENTES
un puñado de hojas de sanguisorba
600 ml de agua hirviendo
gasas

Las hojas, ligeramente majadas, se colocan en un bol; se vierte encima agua caliente. Se deja en reposo 10 minutos; se cuela y se deja enfriar. Mojar la gasa en la infusión y aplicar a las zonas quemadas las veces que sean necesarias hasta que el tratamiento dé sus frutos.

PRECAUCIONES
No ingerir ni usar para tratar mastitis (puede pasar al lactante).

LOCIÓN DE CALÉNDULA

Esta loción se hace con la flor favorita de nuestro huerto o jardín, la caléndula

CONSUELDA

El nombre popular de la consuelda *(Symphtum officinale)* es "suelda huesos" porque, tradicionalmente, se usaba para curar huesos rotos. Una cataplasma de raíz seca es muy consistente y, cuando no se dispone de escayola, una excelente sujeción. Por otra parte, la consuelda es una de las hierbas medicinales más conocidas por su facultad de cicatrizar las heridas. Prepare una compresa, como si fuera una ensalada de sanguisorba, y úsela para cicatrizar cortes profundos y curar torceduras, eczemas, ulceraciones de la piel, hemorroides, psoriasis, dolores e inflamaciones, diviesos y abscesos.

CATAPLASMA INSTANTÁNEA

Las hojas de milenrama *(Achillea millefolium)* pueden usarse como cataplasma instantánea en casos de cortes menores y heridas. Echar las hojas brevemente en agua hirviendo, remover, dejar enfriar, y aplicar en la parte dañada.

ACEITE DE ESPLIEGO

Frotar suavemente la picadura de mosquito con aceite de espliego para evitar el enrojecimiento, el picor y la hinchazón.

(Calendula officinalis) en macetas; nos alivia los rasguños y raspaduras.

INGREDIENTES

75 g de flores de caléndula secas
900 ml de agua hirviendo
crema acuosa (de venta en farmacias)

Mantener las flores en agua durante 1 hora; después, tamizarlas en muselina, procurando exprimir el máximo de líquido posible. Mezclar una parte de la infusión con cuatro partes de crema, verter la mezcla en un tarro o una botella; tapar, y guardar en la nevera hasta que se necesite.

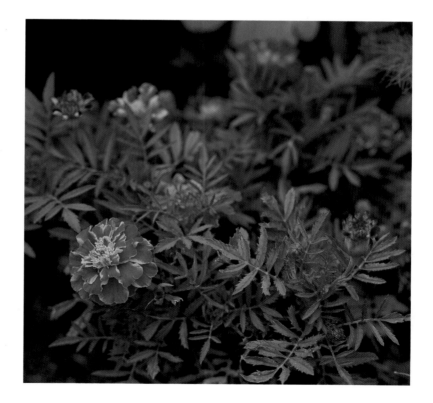

La loción de maravilla restaña rasguños y abrasiones.

Problemas Digestivos

Existen hierbas que remedian los trastornos digestivos y urinarios y, como ocurre con tanta frecuencia, nos brindan otros beneficios complementarios. El jengibre, por ejemplo, disminuye los dolores de la menstruación y las náuseas, mientras el perejil, además de reducir las molestias menstruales, es un diurético eficaz.

INFUSIÓN DE JENGIBRE

A lo mejor no disponemos de jengibre (*Zingiberis officinalis*) en nuestro jardín, pero tanto su raíz fresca como seca o en polvo se encuentran en tiendas de ultramarinos y supermercados. Contiene aceites volátiles y fenoles y es muy efectivo contra las náuseas matinales y los mareos en los viajes. Puede irritar el estómago, por lo que conviene tomarlo en pequeñas dosis, en especial durante el embarazo.

El jengibre es un alivio eficaz de los trastornos digestivos.

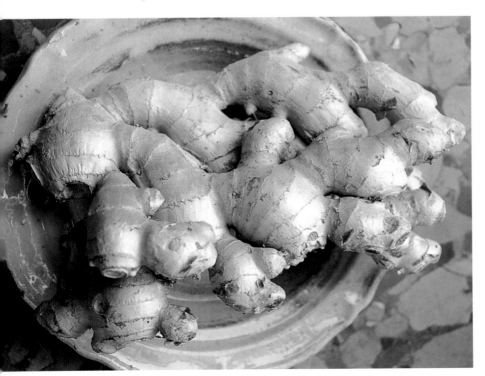

INGREDIENTES
unos 50 g de raíz fresca de jengibre
900 ml de agua
miel para endulzar al gusto

Cortar la raíz en rodajas y echarlas con el agua en una olla de acero inoxidable. Mantener 10-15 minutos a fuego lento, hasta que el líquido se haya reducido a unos 600 ml. Poner a enfriar, endulzando con miel si se prefiere, y diluyendo hasta que el sabor esté a nuestro gusto. Tomar, en pequeñas cantidades, cuando se necesite.

VARIACIONES
En lugar de raíces frescas, siempre y cuando sean de buena calidad, puede usarse jengibre en polvo en cantidad equivalente. Además de para combatir las náuseas, la decocción de jengibre es buena para:
trastornos de la menstruación
flatulencias
problemas relacionados con una mala circulación, enfriamientos y síntomas gripales.

INFUSIÓN DE ULMARIA

La ulmaria (*Filipendula ulmaria*) es una fuente natural de ácido salicílico, uno de los ingredientes de la aspirina. Sin embargo, al contrario que la aspirina, no irrita el estómago porque otros de sus componentes tienen efectos beneficiosos para el sistema digestivo. Es astringente, antiácidos y anti-inflamatoria; se usa en casos de un exceso de acidez, indigestiones, o diarreas.

DIENTE DE LEÓN

El diente de león, tan común en los jardines, es un diurético eficaz. Tomar una infusión (ver página 101) 3 veces al día para evitar la retención de líquidos premenstrual o debida a una infección urinaria o a problemas cardiacos. Las medicinas diuréticas que se usan en los tratamientos más recientes eliminan potasio del cuerpo, un mineral vital para el buen funcionamiento del corazón. El potasio natural contenido en el diente de león ayuda a restaurar dicha pérdida, convirtiendo a esta planta en doblemente benéfica.

INFUSIÓN DE BERGAMOTA

Una infusión de bergamota (ver página 101) es suave y relajante, y ayuda a paliar náuseas y vómitos.

JENGIBRE CRISTALIZADO

Para combatir los mareos durante un viaje, masticaremos pequeños trozos de jengibre cristalizado antes de y durante el viaje.

PEREJIL

El perejil es un diurético natural y combate el mal aliento; conviene masticar perejil fresco después de una comida de sabor fuerte. (Abstenerse durante el embarazo).

Una infusión de jengibre sosiega las molestias estomacales y las náuseas.

INGREDIENTES
25 g de flores de ulmaria
600 ml de agua hirviendo
miel para endulzar (opcional)

Echar las flores y el agua en un recipiente de cristal o de barro, y dejarlos en infusión durante 10 minutos. Tamizar el líquido, diluido al gusto si fuese necesario, y endulzar con la miel si se desea. Tomar 3 dosis durante el día.

VARIACIONES
La infusión de ulmaria puede tomarse igualmente en caso de síntomas de artritis y reumatismo.

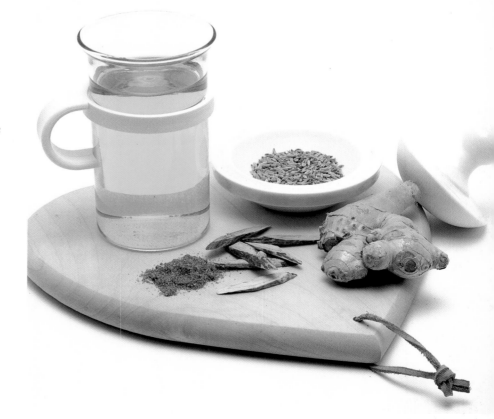

Introducción a la Aromaterapia

La aromaterapia es un método de masajes para la salud con esencias y aceites extraídos de determinadas plantas. Fue inventada por el químico francés René Maurice Gattefosse cuando descubrió, por casualidad, que el aceite de espliego curaba las quemaduras. Dicho aceite es un ejemplo perfecto de la eficacia de los aceites esenciales, no sólo por sanar quemaduras y mitigar las picaduras de los insectos, sino por ser un antídoto de la picadura de la letal viuda negra. A continuación presentamos algunas posibilidades para emplear la aromaterapia en casa.

MASAJE LOCAL

Cuando se necesita un masaje en una zona determinada, por ejemplo el cuello y los hombros, no se debe, salvo excepciones, aplicar aceite esencial puro directamente en la piel. En vez de eso, mezclar 30 gotas de aceite esencial con 50 ml de aceite base (almendras, yoyoba, aguacate, u otros disponibles en tiendas naturistas y farmacias).

BAÑOS CON ACEITES

Preparar un baño muy caliente, añadir 6-8 gotas de un aceite simple o de una mezcla de aceites. Remover el agua hasta que el aceite forme una película en la superficie —no añadir agua corriente o el aceite se evaporará—. Permanecer dentro del baño 10-15 minutos.

INHALACIONES

Echar media taza de agua caliente en una palangana y añadir 10 gotas de aceite. Inclinarse sobre el recipiente con la cabeza cubierta con una toalla e inhalar los vapores hasta que el aroma desaparezca. Repetir 3 veces al día, pero abstenerse en caso de padecer asma. Alternativamente, echar 10 gotas de aceite en un pañuelo o gasa, y llevarlo a la nariz para aspirar. Para despejar la nariz tapada mientras se duerme, colocar el pañuelo o la gasa sobre la almohada.

ACEITES ESENCIALES COMUNES

A continuación, presentamos una relación de los aceites esenciales más conocidos y sus aplicaciones:

Albahaca. Depresión, estrés, problemas gástricos.
Amaro. Trastornos menstruales, hipertensión.
Bergamota. Labios agrietados, úlceras, dolor de garganta.
Camomila. Problemas cutáneos, tensión nerviosa, neuralgias, problemas digestivos, insomnio, reumatismo.
Canela. Fatiga, infecciones, impotencia, mordeduras de serpiente.
Cedro. Tos, bronquitis, ansiedad.
Ciprés. Catarros, gripe, torceduras, tensión nerviosa y muscular, diarrea, varices, síntomas de menopausia.
Clavo. Infecciones, tensión nerviosa y muscular, fatiga.
Enebro. Fatiga, insomnio, retención de líquidos, reumatismo.
Espliego. Depresión, jaquecas, problemas gástricos, torceduras, quemaduras, acné, picaduras de insectos y serpientes, repelente de insectos.

Eucalipto. Catarros, gripe, asma, laringitis, cortes, repelente de insectos.

Geranio. Neuralgias, mala circulación, trastornos urinarios, infecciones víricas, torceduras, quemaduras, repelente de insectos.

Limón. Mala circulación, acidez estomacal, retención de líquido, acné.

Nerolí. Depresión, pánico, estrés, tensión nerviosa, insomnio.

Pachulí. Depresión, ansiedad, problemas cutáneos, torceduras.

Pino. Gripe, asma, fatiga, retención de líquidos, cistitis.

Pipermín. Fatiga, indigestión, flatulencia, mareos de viaje, jaquecas, bronquitis, asma.

Romero. Fatiga, resfriados, gripe, bronquitis, floja memoria, reumatismo, llagas, quemaduras.

Rosa. Depresión, jaquecas, náuseas, insomnio.

Té. Resfriados, irritación de garganta, aftas.

Tomillo. Fatiga, problemas digestivos, asma, infecciones, reumatismo, inflaciones cutáneas, parásitos intestinales, mordeduras de serpiente.

Los aceites de aromaterapia se usan para calmar molestias o ayudar a la relajación.

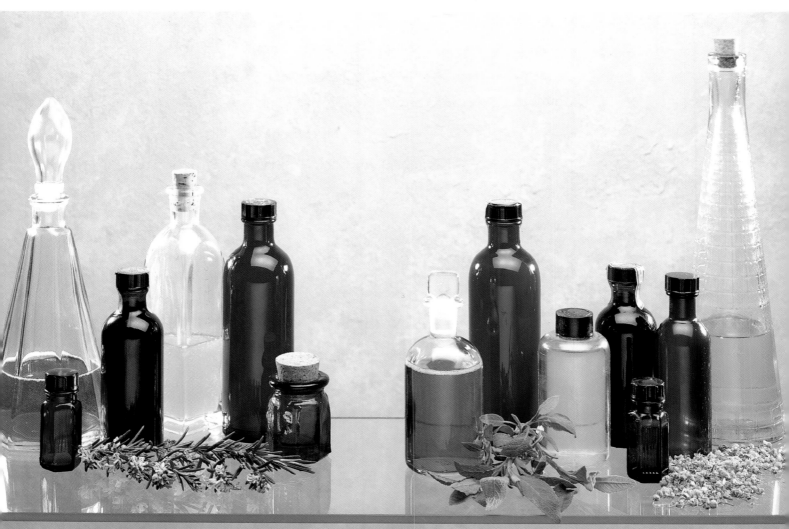

El Estante de las Hierbas Medicinales

Si no dispone de tiempo para preparar sus propios remedios medicinales, o carece de la hierba necesaria, aquí le presentamos algunos de gran utilidad que pueden adquirirse en el mostrador del herbolario o en la farmacia. También son útiles las hierbas preparadas que vienen en bolsitas y se venden incluso en supermercados; pero nunca las tome más allá de su fecha de caducidad. Según vayamos comprobando los saludables beneficios de las hierbas, iremos incorporando las que más nos gusten.

TÉ DE CAMOMILA. ESTRÉS, INSOMNIO

ACEITE DE AMARO. DOLORES MENSTRUALES

UNGÜENTO DE CONSUELDA. CORTES, ABRASIONES, HERIDAS MENORES, LLAGAS

TINTURA DE EQUINACEA. INFECCIONES VÍRICAS. RESTAURADORA DEL SISTEMA INMUNOLÓGICO

CÁPSULAS DE PRIMULÁCEA. PROBLEMAS PREMENSTRUALES

TABLETAS DE MATRICARIA. DOLORES DE CABEZA

CÁPSULAS DE ACEITE DE AJO. INFECCIONES, RESTAURADORAS DEL SISTEMA INMUNOLÓGICO

TÉ DE JENGIBRE Y LIMÓN. NÁUSEAS, DOLORES MENSTRUALES, CATARROS

ACEITE DE ESPLIEGO. DEPRESIÓN, JAQUECAS, PICADURAS DE INSECTOS

TINTURA DE MIRRA. LLAGAS EN LA GARGANTA Y ÚLCERAS BUCALES

TÉ DE PIPERITA. TRASTORNOS DIGESTIVOS

REMEDIO SALVADOR. ESTRÉS, AGOTAMIENTO FÍSICO Y NERVIOSO, ANSIEDAD: UNO DE LOS REMEDIOS DESARROLLADOS POR EL DR. BACH

CÁPSULAS DE ESENCIAS FLORALES. PROBLEMAS PREMENSTRUALES

PASTILLAS DE VALERIANA. INSOMNIO, ANSIEDAD, ESTRÉS, TENSIÓN MUSCULAR

Hierbas para la Belleza

Muchos de los productos de belleza que se comercializan en nuestros días contienen hierbas entre sus componentes; así, ¿por qué no crear los nuestros, frescos y naturales? Todas las recetas son fáciles de hacer y, comparando su precio con el de las ya preparadas, ¡nuestro bolsillo nos lo agradecerá!

Contenido

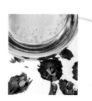

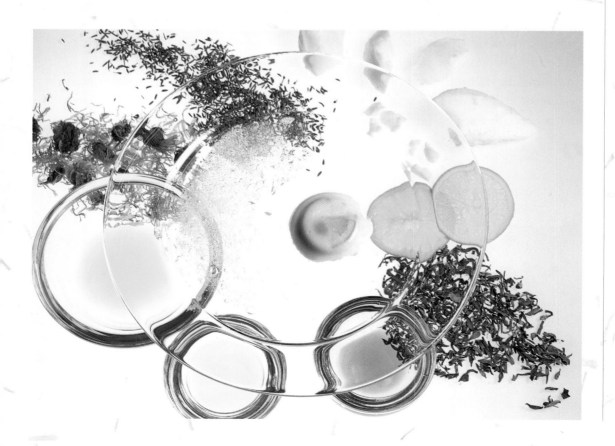

Hierbas para la Belleza

INTRODUCCIÓN

Mucho antes del desarrollo comercial de la industria cosmética, con sus productos cada vez más sofisticados, las mujeres preparaban sus cosméticos a base de hojas, flores, bayas y cortezas, recogidas en setos, campos y jardines.

Tales ayudas a la hermosura eran usadas por igual entre ricas y pobres; algunas de las bellezas más reputadas de la alta sociedad dependían para la conservación de su atractivo de las mismas hierbas que la sencilla campesina. Madame de Pompadour, por ejemplo, la favorita de Luis XV de Francia, disponía de todo un ejército de sirvientas encargadas de buscar y adquirir las hierbas para su baño. Catalina la Grande de Rusia también enviaba mensajeros por toda Europa y el Lejano Oriente en busca de plantas aromáticas que nutriesen y embelleciesen su piel. Otra bella francesa, Ninon de Lenclos, es famosa por haber introducido la siempreviva

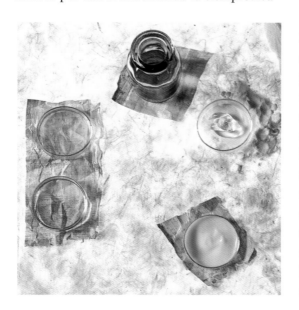

Selección de tratamientos de belleza con hierbas.

en sus cremas y masajes faciales. Se dice que su mezcla secreta de hierbas para baño llevaba siempreviva, lavanda, tomillo, menta y romero.

En términos de cuidados corporales, la única diferencia entre las damas de la aristocracia y las mujeres humildes era que las primeras pasaban mucho más tiempo delante del tocador. Muchas de las hierbas tradicionales en cosmética han llegado a nosotros como curiosidades folclóricas, pasando de madres a hijas durante generaciones.

PRODUCTOS NATURALES

Con tantos productos preparados para todo tipo de pieles y cabellos, y tantas soluciones para las arrugas y las canas como pueden encontrarse en los estantes de cualquier droguería o supermercado, podemos preguntarnos para qué necesitamos preparar nuestra propia cosmética. Las respuestas son varias.

En primer lugar, por la creciente discusión sobre las sustancias que componen los productos comerciales, ya sean alimentos o medicinas, y sus posibles efectos colaterales; discusión que ha despertado el interés por la medicina alternativa, al tiempo que ha impulsado el consumo de alimentos más naturales. El uso de los cosméticos caseros es una manifestación más de esta tendencia: si elaboramos nuestros propios cosméticos, sabemos, exactamente, qué contienen. Y, como estos preparados son tradicionales y se han venido usando durante años, el tiempo ha demostrado su inocuidad.

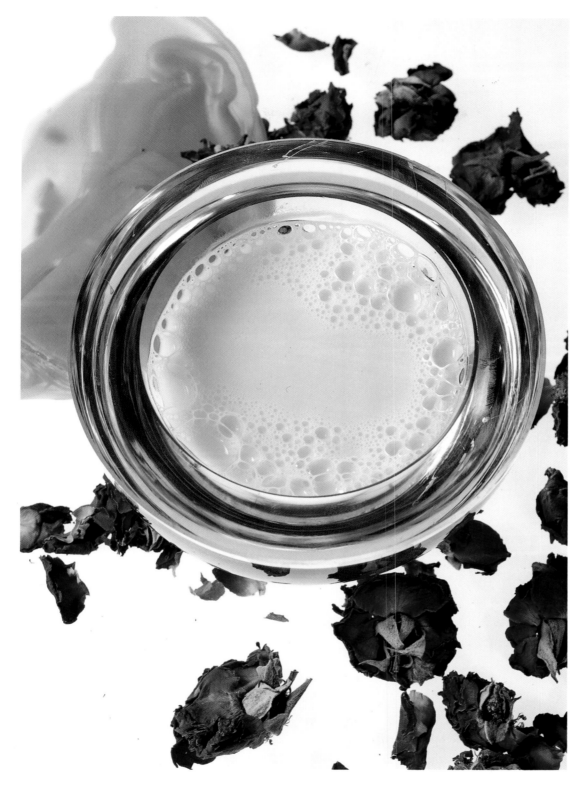

Los preparados cosméticos de hierbas son un medio natural para realzar la belleza.

BELLEZA SIN CRUELDAD

En segundo lugar está la ética y el respeto por el sufrimiento de los animales. Durante muchos años, y ocultándolo al público, los animales de laboratorio han sido objeto de crueles pruebas para asegurar que los productos de belleza son inofensivos para el uso humano. Las asociaciones protectoras de animales empezaron a revelar estas prácticas al público, creando una opinión en su contra, hasta tal punto que las grandes cadenas de supermercados, siempre al tanto de las preferencias de los consumidores, han tenido que sostener que sus cosméticos no han sido probados en animales y se han

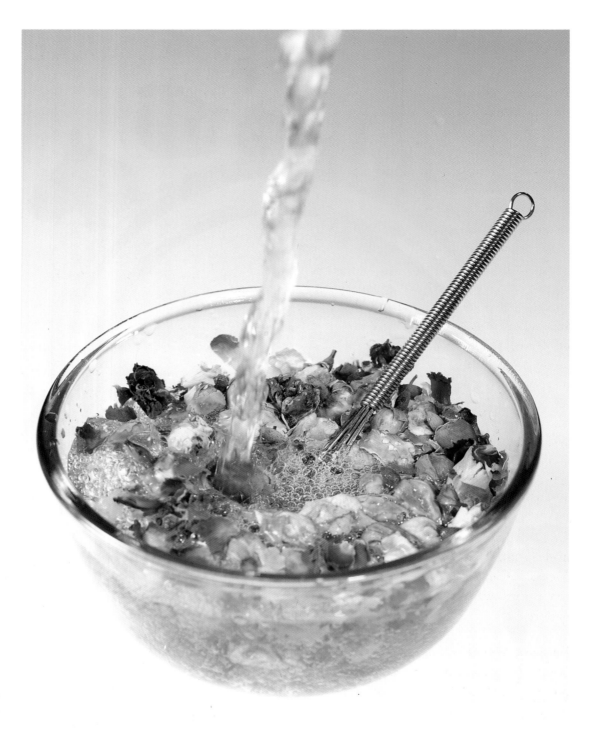

Los preparados de hierbas son fáciles de hacer.

forzado a buscar métodos alternativos de prueba. Tristemente, algunas fábricas continúan con estas prácticas, en ciertos casos porque así lo exigen las leyes de sanidad pública.

Al preparar nuestras propias hierbas cosméticas, podemos estar seguros de que no hacemos sufrir a ningún otro ser. Sin embargo, sí puede haber un problema cuando, por ejemplo, usamos un champú comercial como base para nuestro preparado de hierbas. Si queremos estar seguros por completo, existen fabricantes especializados que garantizan que sus productos, que suelen ser mejores que los de las grandes firmas, nada tienen que ver con la crueldad. Sus nombres y sus folletos se encuentran en cualquier herbolario y en no pocas farmacias.

Por último, ¡es muy divertido hacer nuestros propios preparados! Si así lo deseamos, podemos ocupar el tiempo buscando hasta el último ingrediente y trabajar como un esclavo removiendo el caldero en la lumbre; pero nada de esto es necesario. Las siguientes recetas han sido elegidas por su sencillez. Son de hierbas que podemos cultivar nosotros mismos, y no requieren herramientas ni equipamiento especial para hacerlas. Incluso cuando exigen un ingrediente que no tenemos a mano, se puede adquirir en la droguería, el supermercado, o la farmacia. No deben tratar de elaborarse remedios que requieren un gran esfuerzo. Con la agitada vida que llevamos, no solemos disponer de mucho tiempo libre y sólo conseguiríamos volver a buscar nuestros cosméticos en los estantes de la tienda más cercana.

ELABORACIÓN Y ALMACENAMIENTO

Las hierbas secas, al igual que las culinarias y medicinales, son dos veces más potentes que las frescas. Las hierbas secas troceadas son más prácticas y convenientes que las molidas.

Una cosa más que debemos tener en cuenta es que si estamos haciendo un preparado con leche, como una crema facial, no hay que calentar la hierba para extraer su esencia. La leche fría ya lo hace: echar cucharada sopera de hierba seca en unos 225 ml de leche, cubrir, y dejar reposar unas horas.

Debido a que los preparados con hierbas son naturales y no contienen conservantes, es mejor mantenerlos en el frigorífico, en especial si contienen materias grasas como leche o manteca. Por su parte, los preparados para aclarar el cabello a partir de infusiones se conservarán al menos una semana; pero, al añadirles un poco de licor (ron, por ejemplo),

prolongamos su tiempo de conservación. Por todo lo dicho, no conviene prepararlos en grandes cantidades.

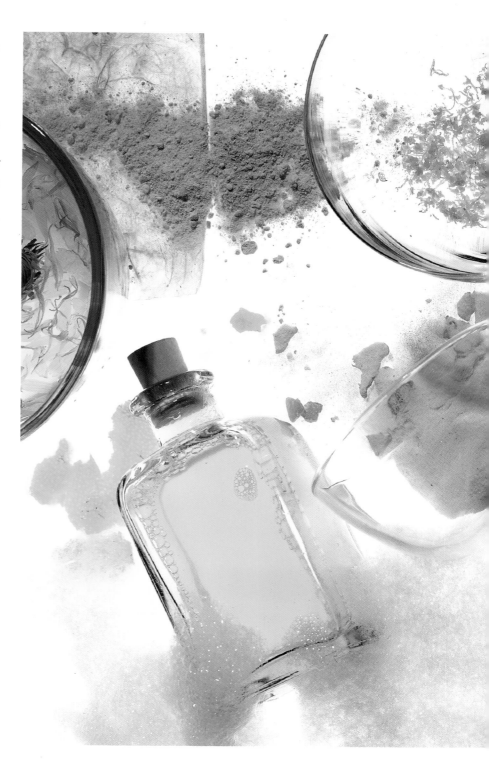

El cabello se revitaliza enjuagándolo con hierbas.

Limpiadores de Piel

Si deseas que tu piel tenga un buen aspecto, debes empezar por limpiarla a fondo eliminando el maquillaje y, en especial si vives en una ciudad, el polvo y la polución que, inevitablemente, se acumulan en un ambiente urbano. La piel actúa como un filtro para el cuerpo, y produce sus propias impurezas, que también necesitamos limpiar. A continuación, unos limpiadores de hierbas, que proporcionan una alternativa a los preparados comerciales, deliciosos y fáciles de hacer.

El vapor abre los poros para limpiar la piel.

LIMPIADOR DE ACEITE DE CONSUELDA

Es un limpiador especialmente recomendado para pieles secas. Aplicar al rostro con bolitas de algodón.

INGREDIENTES
hojas de consuelda
300 ml de aceite de almendras

Llenar un tarro con el aceite y añadir tantas hojas de consuelda como el aceite pueda cubrir. Tapar el tarro y dejar que las hojas se empapen durante 2-3 semanas en un lugar cálido. Agitar el tarro con regularidad. Colar el aceite, embotellar, tapar, y usar cuando sea necesario.

CREMA LIMPIADORA DE FLOR DE SÁUCO

Generaciones de mujeres han recurrido a preparados de flores de sáuco para mantener su piel limpia y sin manchas. A continuación, una crema comestible de sáuco que también puede usarse como limpiadora dérmica.

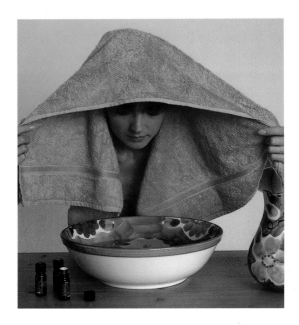

INGREDIENTES
5 cucharadas soperas de flor de saúco fresca
300 ml de suero de leche
2 cucharadas soperas de miel

Calentar suavemente el suero y sumergir en él las flores. Mantener a fuego lento _ hora, hasta que las flores se ablanden. Retirar del fuego y dejar reposar algo más de 3 horas. Volver a calentar y, luego, colar y añadir la miel. Embotellar, tapar y guardar en el frigorífico.

para uso general: camomila, flor de saúco
para limpiar y aliviar: camomila (con tomillo y espliego, si se prefiere), alquimila
para eliminar impurezas: hinojo, ortiga
para pieles grasientas: milenrama
para limpiar y activar la circulación: ortiga, romero
para estimular y estirar: piperita, flor de saúco
para cicatrizar: consuelda, hinojo

LOCIÓN LIMPIADORA DE ROMERO

Una fórmula fácil para preparar rápidamente una crema limpiadora de la piel: añadir una cucharada sopera de infusión de romero cargada (ver página 101) a 125 g de crema limpiadora de calidad y no perfumada; remover para mezclarlo bien.

BAÑOS DE VAPOR

Las hierbas pueden añadirse de varias formas a un baño de vapor para limpiar y estirar la piel: verter agua hirviendo sobre un puñado de hierbas selectas, colocar una toalla sobre la cabeza, formando una "tienda de vapor", y dejar que el vapor humedezca la cara durante 10 minutos o más. Cerrar los poros salpicándolos con agua fría o con un tónico (ver páginas 120-121); no maquillarse hasta que haya transcurrido al menos una hora.

Los tratamientos con hierbas son mejores para la piel.

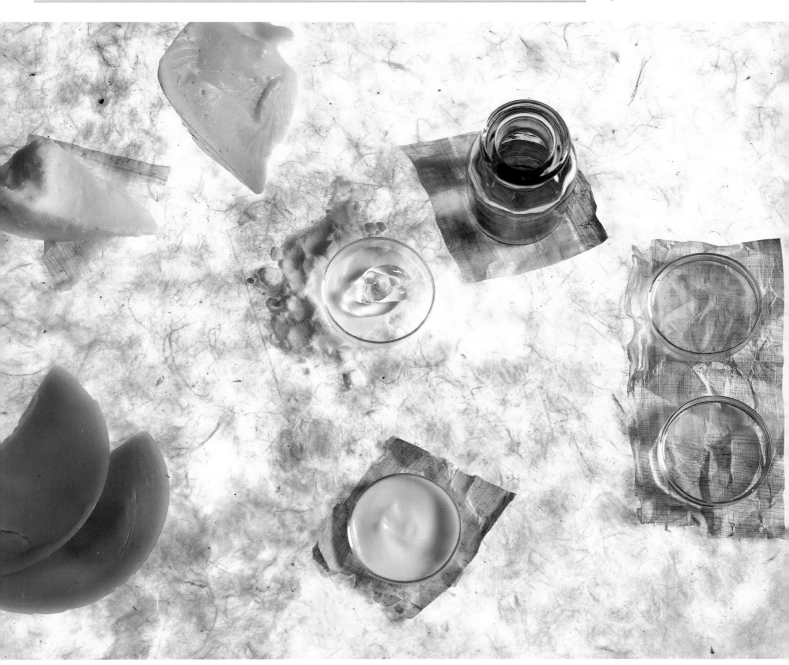

Tónicos y Suavizantes

Tras la limpieza, el paso siguiente en una rutina de belleza es eliminar el exceso de grasa, afirmar el tejido y recobrar el equilibrio natural de la piel. Algunas partes de la cara pueden necesitar un tratamiento especial, por ejemplo los labios, donde la piel es más delicada y tienden a agrietarse; o las mejillas, donde pueden aparecer venitas. Si esas venas aparecen, no se deben hacer vahos ni usar agua caliente.

SUAVIZANTE DE ESPLIEGO

Este suavizante, hecho con flores de espliego, es un preparado antiquísimo. Es importante usar vinagre de sidra, porque restaura la piel con su capa ácida. También ablanda la piel y alivia el escozor que produce la sequedad. La mezcla debe prepararse en pequeñas cantidades.

INGREDIENTES
6 cucharadas soperas de flores de espliego
500 ml de vinagre de sidra
1200 ml de agua

Añadir las flores de espliego al vinagre y dejar reposar dos semanas. Tamizar, añadir el agua, embotellar y tapar. Conservar en sitio fresco y oscuro.

ASTRINGENTE DE MILENRAMA Y CAMOMILA

Las propiedades de ambas hierbas forman un excelente astringente para pieles grasas.

INGREDIENTES
2 cucharadas soperas de flores de milenrama frescas, o 1 cucharada de flores secas
2 cucharadas soperas de flores de camomila frescas, o 1 cucharada de flores secas
300 ml de agua hirviendo

Verter el agua sobre las flores, remover, tapar, y dejar reposar 30 minutos en un lugar cálido. Tamizar, embotellar y tapar. Se aplica con algodones, después de la limpieza o cuando se necesite.

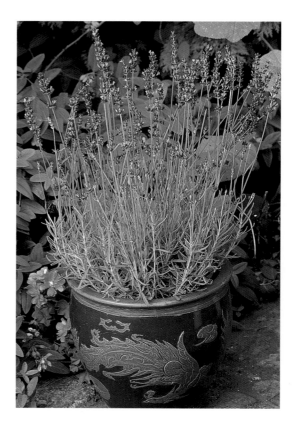

COMPRESAS DE UÑA DE CABALLO

Para tratar las venas varicosas, frotar suavemente el área afectada con leche, dejar 15 minutos, y luego lavar con un paño humedecido en agua tibia. A continuación, aplicar una compresa de uña de caballo hecha según las instrucciones de la página 101, o disolviendo 1 cucharada sopera de hierba seca o 2 cucharadas soperas de hierba fresca en 300 ml de leche; mantener la mezcla tapada unas horas.

LOCIÓN DE MARAVILLA

Una loción a base de maravilla *(Calendula officinalis)* es un remedio antiguo y muy popular para las venas varicosas. Preparar una infusión normal (ver página 101) y dejarla reposar de 20 minutos a 3 horas. Frotar la zona afectada con la loción.

BÁLSAMO LABIAL DE MIEL Y ESPLIEGO

Mezclar unas pocas gotas de infusión de espliego (ver página 101) con 2 cucharadas soperas de miel clara. Guardar la mezcla en un tarro hermético y etiquetado y, a la hora de acostarse, untar con ella los labios agrietados.

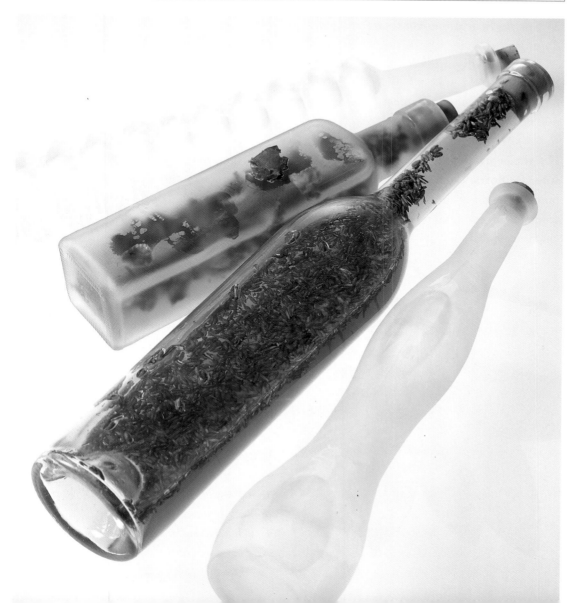

El espliego tonificador es uno de los más antiguos tratamientos de belleza.

Cuidado del Cabello

Las infusiones de hierbas pueden ser muy útiles para mantener tu color natural de pelo y aumentar la buena condición del cabello. Se añaden a los champús o al agua para el aclarado final, o se aplican en un masaje nocturno para eliminar las canas y la caspa.

ACLARADO CAPILAR DE GORDOLOBO Y CAMOMILA

La camomila es un popular aclarador del cabello. Si se añade gordolobo a la mezcla, el cabello adquirirá un brillo dorado.

INGREDIENTES
25 g de flores de camomila secas, o 50 g de flores frescas
25 g de flores de gordolobo secas, o 50 g de flores frescas
2 cucharadas soperas de zumo de limón
600 ml de agua

Llevar el agua a punto de ebullición, y verter sobre las flores. Dejar reposar 30-60 minutos, tamizar, añadir el zumo de limón, y usarlo como enjuagado final una vez eliminado el champú.

Salvia.

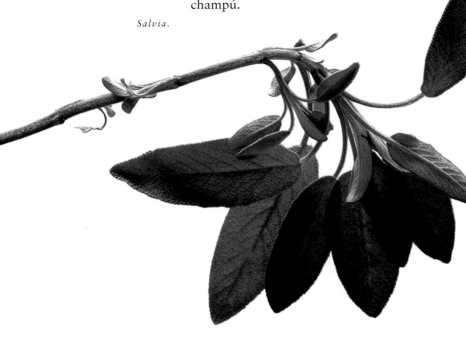

VARIACIONES

Si sólo se desea aclarar el tono del cabello, preparar el enjuague final con un puñado de flores y 600 ml de agua, dejándolo reposar de 20 minutos a 3 horas. Como complemento, un simple enjuague con hojas de gordolobo dará al cabello un tono dorado.

ANTICASPA DE ORTIGAS

El extracto de ortigas es un remedio capilar tradicional considerado muy eficaz en el tratamiento de la caspa.

INGREDIENTES
4 cucharadas de hojas de ortiga
600 ml de agua hirviendo
50 ml de vinagre de sidra
50 ml de agua de colonia

Verter el agua sobre las ortigas, tapar, y dejar reposar unas horas. Tamizar, añadir el vinagre y el agua de colonia, embotellar y tapar. Si el pelo es muy graso, duplicar la cantidad de agua de colonia. Por la noche, masajear el cuero cabelludo.

TÉ DE SALVIA PARA LAS CANAS

Presentamos un remedio tradicional para el cabello oscuro que empieza a encanecer. Ha de frotarse el cuero cabelludo, cinco veces por semana, con este preparado. Poco a poco, las canas irán desapareciendo y el cabello recobrará su color natural.

INGREDIENTES
1 cucharada sopera de salvia seca
1 cucharada sopera de té
600 ml de agua hirviendo
1 cucharada sopera de ron, de ginebra o de agua de colonia

ENJUAGE CON ROMERO
El romero es un tradicional "estimulante" para cabellos oscuros; ayuda a que recobren su color y les da brillo. También se considera un eficaz tratamiento contra la caspa. Simplemente: preparar una infusión (ver página 101) y añadirla al agua para el aclarado final.

TÓNICO CAPILAR DE HIERBA GATERA
Añadir una infusión de hierba gatera al agua del aclarado final después de lavarse la cabeza es una práctica habitual entre los gitanos para provocar el crecimiento del cabello y prevenir la calvicie.

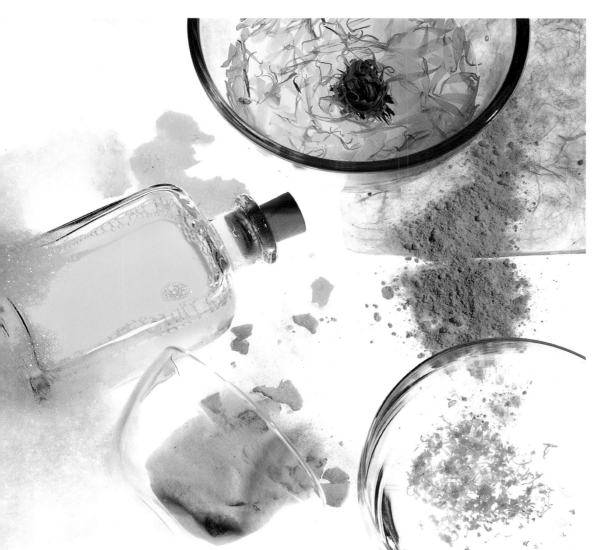

Hierbas como la camomila y el gordolobo resaltan el color y el brillo del cabello.

Poner la salvia y el té en un tarro ancho; añadir el agua y tapar. Colocar el tarro en una cacerola llena de agua hasta la mitad, y mantenerla media hora a fuego lento; añadir agua si es necesario. Si se desea incorporar el ron, o la ginebra o el agua de colonia, enfriar y tamizar antes. Si no se añade ninguno de estos tres ingredientes, la mezcla se conserva una semana.

La Hora del Baño

La mayoría de los tratamientos de belleza se dedican al rostro, ignorando el resto del cuerpo. Pero la piel de piernas, brazos, manos y otras partes también necesitan cuidados y agradece cualquier atención que se le brinde. Para facilitar el cuidado del cuerpo en su conjunto con el mínimo esfuerzo, hagamos del baño un tratamiento de belleza gracias a los preparados de hierbas.

RECETAS PARA UN BAÑO DE HIERBAS

Añadiendo determinadas hierbas, un baño puede convertirse en algo más que una placentera forma de relajación y aseo. Para evitar que las hierbas se queden pegadas al cuerpo al salir, las sumergiremos dentro de un saquito de tela o de un recipiente de acero inoxidable especial para infusiones. Podemos usar hierbas frescas o secas, si bien el aroma de las secas es más penetrante.

camomila (hojas y flores frescas, o flores secas): alivia la piel
camomila (como arriba), con un poco de romero, cola de caballo y agujas de pino (o extracto): estimulan la piel
hojas, flores, bayas y corteza de saúco: aclaran, cicatrizan y estimulan la piel
alquimila (planta completa): alivia las pieles inflamadas
caléndula (*Calendula officinalis*) cultivada, **flores**: cicatriza y elimina las venas varicosas
milenrama (hojas y flores): reduce la grasa cutánea
ortigas y diente de león (hojas): limpian la piel y equilibran las hormonas
menta (toda la planta): combate las erupciones cutáneas menores.

ACEITES DE BAÑO

Los aceites de baño caseros son más puros que las variedades comerciales y su fragancia mucho más natural. Los aceites de almendras o semillas de aguacate que se usan en la siguiente receta flotan en el agua y permanecen pegados a la piel al salir del baño.

INGREDIENTES
125 ml de aceite de almendras, o 75 ml de aceite de almendras y 25 ml de aceite de aguacate
10-15 gotas de aceite esencial (véanse páginas 110-111)

Mezclar los aceites, embotellar, cerrar y etiquetar. Conservar en lugar frío y oscuro. Una cucharada de las de café para cada baño.

BAÑOS DE LECHE DE HIERBAS
Según la leyenda, Cleopatra mantenía su belleza gracias a los baños de leche. Sin embargo, no necesitamos imitar a Cleopatra, quien, con toda seguridad, llenaba completamente la bañera con leche; lo que hay que hacer para un tratamiento completo y muy especial es añadir unos 600 ml de leche, o más si es posible, a un baño caliente. La leche es a la vez nutritiva y suavizante, y suaviza la piel al tiempo que le da una hermosa tersura. Para lograr un efecto aún más intenso, añadir al agua del baño, junto con la leche, una infusión bien cargada de flores de saúco, camomila, u ortigas (ver página 101).

Baños de vinagre

La efectividad de las hierbas en los baños puede aumentarse con el añadido de vinagre de sidra. Basta con echar 225 ml de vinagre de sidra en el agua del baño para limpiar la piel escamada. O, para aliviar el cansancio, darse un masaje de cuello, hombros, espalda y brazos con vinagre de sidra antes de sumergirse en un baño aromatizado con hierbas.

Los jabones y cremas caseras hechos con hierbas son más sanos y de aroma más fresco que los comerciales.

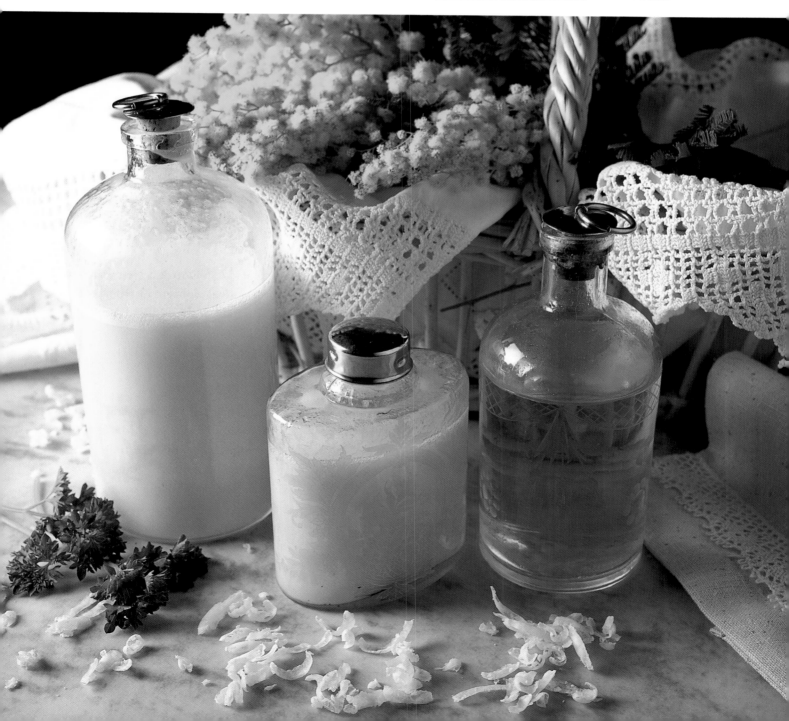

Jabones y Aguas de Flores

Las hierbas pueden añadirse a varios preparados caseros para brindar al hogar una fragancia fresca y campestre. Los pequeños detalles, como un jabón casero o una lencería perfumada, harán de tu casa un lugar más agradable.

JABÓN DE ESPLIEGO

Con esta receta se prepara un jabón líquido con delicioso perfume a espliego para tenerlo a mano en la bañera o el lavabo.

INGREDIENTES
10 cucharadas soperas de jabón de Castilla rayado (disponible en las buenas farmacias), o copos de jabón puro
8 cucharadas soperas de agua hirviendo
2 cucharadas soperas de flores de espliego secas en polvo
4 gotas de aceite esencial de espliego

Mezclar el jabón y el agua en un recipiente a prueba de calor. Colocar en una olla con agua a fuego lento, y remover hasta que el jabón adquiera una consistencia cremosa. Apartar del fuego y añadir las flores de espliego y el aceite esencial. Verter en una botella, tapar, y etiquetar.

AGUA DE ESPLIEGO O LAVANDA

Aunque no tiene la calidad del agua de flores destiladas, es un agua de lavanda casi instantánea y fácil de hacer. Puede usarse como loción después del baño; dentro de una atractiva botella colocada en la mesilla, será una aromática bienvenida a cualquier huésped. También se puede revivir la anticuada, pero grata, costumbre de llenar con esta mezcla pequeños recipientes donde los invitados puedan mojar sus dedos al final de una comida, especialmente después de alimentos que se "comen con los dedos", como el queso.

INGREDIENTES
600 ml de agua
3 gotas de aceite esencial de espliego
1 terrón de azúcar

Mezclar los ingredientes en una ensaladera y remover hasta que estén bien mezclados y se haya disuelto el azúcar.

VARIACIONES
Experimentar con otros aceites esenciales sustituyendo al espliego. El aroma a limón o similar es también muy agradable.

ACLARADO CON AGUA DE HIERBAS

Para perfumar la lencería casera, añadir una infusión de hierba de Santa María en el aclarado final. Hoy día, casi todo el mundo lava a máquina las piezas grandes (las sábanas, por ejemplo), por lo que este método es posible que sólo pueda hacerse con piezas más pequeñas, como toallas, fundas de almohadas o servilletas, o cualquier otra prenda que no se quiera meter en la lavadora. También se puede usar con la ropa interior lavada a mano. La hierba de Santa María es, también, repelente de insectos.

INGREDIENTES
50 g de hojas de hierba de Santa María seca
o 125 g de hojas frescas
600 ml de agua hirviendo

Colocar la hierba de Santa María en un
recipiente y verter el agua encima. Cubrir y
dejar reposar un mínimo de 2 horas. Tamizar
y usar del modo descrito.

Los jabones de
hierbas son
refrescantes y
constituyen un
excelente regalo.

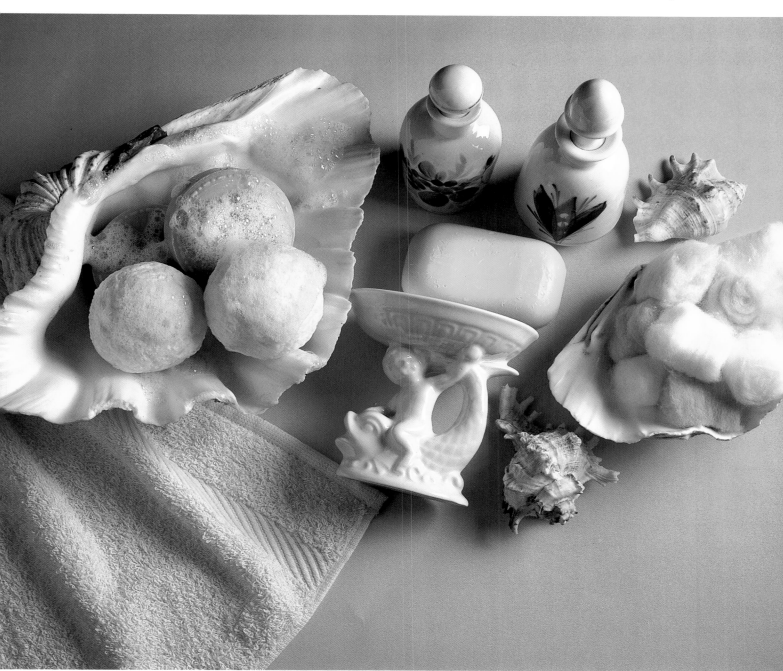

Complementos de Belleza

Cuando queremos mejorar nuestro aspecto, unas manos ásperas, ojeras, o dientes ennegrecidos, no contribuyen a lograrlo. He aquí algunos complementos de belleza que ayudan a resolver esos pequeños problemas.

COMPRESAS DE VERBENA PARA LOS OJOS

Estas compresas de hierba alivian y eliminan las ojeras.

INGREDIENTES
1 cucharada sopera de hojas de verbena
150 ml de agua hirviendo

Verter el agua sobre las hojas, cubrir, y dejar reposar 15-30 minutos. Tamizar y ponerlo a enfriar. Empapar en el líquido una bola de algodón y colocarla sobre los ojos durante 10 minutos. Rociar suavemente los ojos con agua fresca y secar con palmaditas.

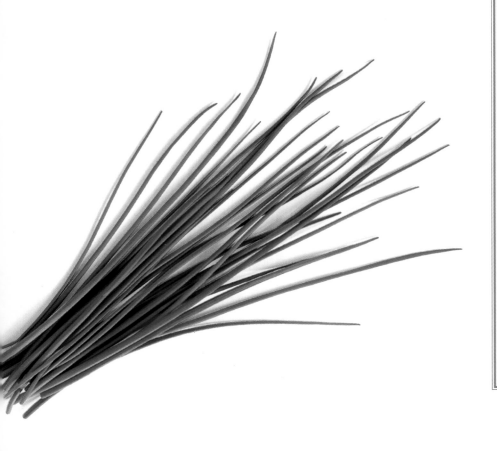

BLANQUEADOR DENTAL DE SALVIA
Para blanquear los dientes, frotarlos con hojas de salvia.

COMPRESA DE EUFRASIA PARA LOS OJOS
La eufrasia es un clásico remedio herbario para ojos fatigados. Guardar una infusión cargada de esta hierba en la nevera para usarla siempre que se necesite. Permanecer durante 15 minutos con una compresa de eufrasia fría en cada ojo acrecienta la viveza de los ojos cansados y obra maravillas con las ojeras que los subrayan.

CREMA DE CONSUELDA PARA LAS MANOS
La piel de las manos suele estar sometida a múltiples castigos —lavar, cuidar el jardín, fregar, y otras muchas tareas domésticas—, con lo que puede llegar a secarse e incluso cuartearse. El poder cicatrizante de la consuelda aliviará, y mucho, ese problema. Preparar una infusión de consuelda (ver página 101), y mezclarla con una crema para manos de calidad (preferiblemente sin olor).

LAS HIERBAS EN CASA

Las hierbas, al igual que con sus múltiples usos culinarios, terapéuticos y cosméticos, pueden enriquecer la calidad del hogar aportando a su interior los aromas del jardín y elevándonos el espíritu cuando el olfato se recrea con las fragancias que perfuman el ambiente.

Contenido

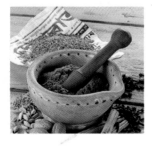

Las Hierbas en Casa

El uso doméstico más extendido de las hierbas es, sin duda, el de los popurrís de hojas, pétalos, y capullos secos o semisecos. Estos popurrís, de muy diversas combinaciones de plantas, pueden adquirirse en floristerías o tiendas de regalos. Si bien se pueden comprar, hacerlos nosotros mismos en casa tiene la ventaja de que podemos componerlos con arreglo a nuestras preferencias. Por otra parte, perfuman mejor una habitación que cualquier aromatizador convencional.

USOS DECORATIVOS

Las hierbas y flores secas también sirven de elementos decorativos cuando escasean las flores frescas. Pueden adornar mesas y paredes colocadas en cestas, formando "ramilletes" —pequeños ramos de olorosas flores y hierbas— o coronas de flores estacionales. Estos arreglos florales secos duran mucho más de que los frescos.

FINES PRÁCTICOS

Aunque estemos pensando en las hierbas en el hogar como algo placentero tanto para el olfato como para la vista, en el pasado, las hierbas tenían un uso doméstico mucho más práctico, más terrenal. Al igual que con las medicinas y cosméticos, la fabricación de productos para limpiar y aromatizar el hogar y mantenerlo desinfectado y libre de gérmenes, se ha convertido en una industria muy rentable. Sin embargo, no siempre ha sido así. Los jardines de hierbas, los arbustos, y los campos que una vez sirvieron para proveer los ingredientes de los preparados medicinales o cosméticos, también fueron indispensables para mantener la higiene (en

Las hierbas tienen muchas aplicaciones decorativas en el hogar.

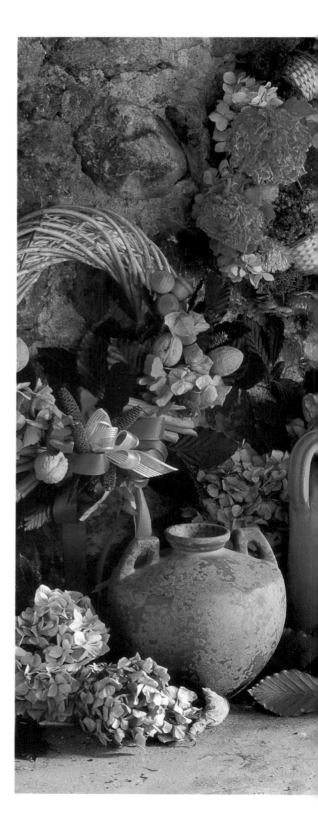

épocas en que no existían los modernos
sanitarios) y las casas libres de malos olores.

Era práctica común esparcir algunas hierbas,
por ejemplo espliego, hierba gatera o
tanaceto, por lugares con riesgo de infección.
Dependiendo de la hierba usada, se podía
ahuyentar a visitantes indeseables, como las
moscas o las ratas. Otra práctica, la de
colocar saquitos de hierba en guardarropas y
cajones, tenía por objeto no sólo perfumar,
sino evitar la polilla. En la época isabelina,
por ejemplo, las bolsitas de espliego contra la
polilla se colocaban entre las mantas y
alfombras. Otras hierbas consideradas
repelentes de insectos son el poleo, una
variedad de la menta, para las pulgas; la ruda,
para pulgas y otros insectos; el abrótano,
para varios insectos, polilla incluida; y el
tanaceto para las moscas.

Las hierbas también se empleaban contra las
enfermedades. En la habitación del enfermo
se quemaban tallos de espliego para fumigar;
la ruda, igualmente quemada, resultaba
desinfectante. Los ramilletes antes
mencionados se usaron en un principio, en la
época medieval, para prevenir el contagio y
los olores desagradables de la peste y otras
enfermedades.

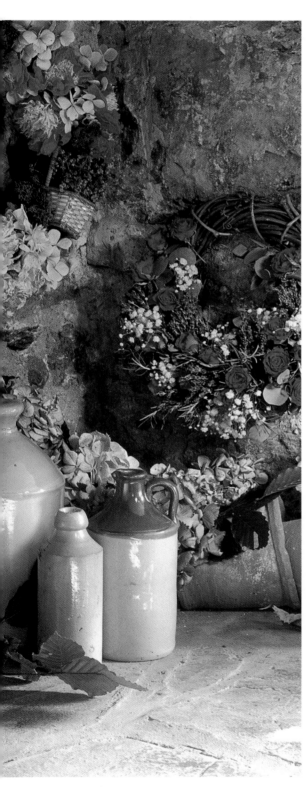

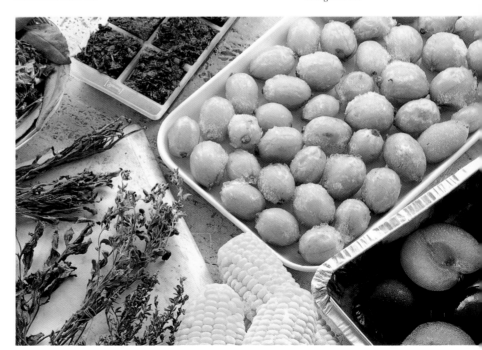

*Las hierbas
pueden secarse o
congelarse.*

Una grata manera de combinar en el hogar los usos prácticos y sensuales de las hierbas consiste en meter en un cojín o en una almohada una mezcla de hierbas secas que ayuden a conciliar el sueño. El peso y el calor de la cabeza deja libre la fragancia de la hierba, diluyendo el estrés y la tensión. Unas pocas gotas de aceite esencial en un quemador provoca un efecto similar. El aceite con un poco de agua se coloca en la parte superior del quemador, el calor de la llama durante toda la noche en el compartimento inferior caldea el agua y el aroma del aceite se esparce junto al vapor de agua. Los quemadores de aceite, sin embargo, no deben permanecer desatendidos por mucho tiempo, y, desde luego, no deben usarse después de acostarse porque el agua puede evaporarse y la llama seguir ardiendo.

La tendencia a hacer las cosas de un modo más tradicional y natural que no dañe el medio ambiente ni a otros seres vivos, tanto en medicina como en alimentación y cosmética, nos conduce, inevitablemente, al uso de las hierbas. A medida que este respeto por el medio ambiente y la salud va aumentando, son más las personas que toman conciencia de los efectos nocivos de algunos productos, (como los insecticidas o los aerosoles), y muchas las que buscan soluciones alternativas. Las hierbas pueden ayudarnos tanto como, durante siglos, ayudaron a nuestros antepasados en tantos aspectos de sus vidas.

Selección de flores y pétalos listos para ser mezclados.

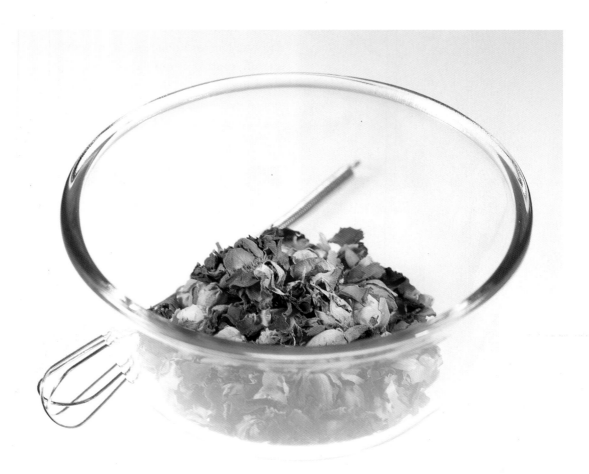

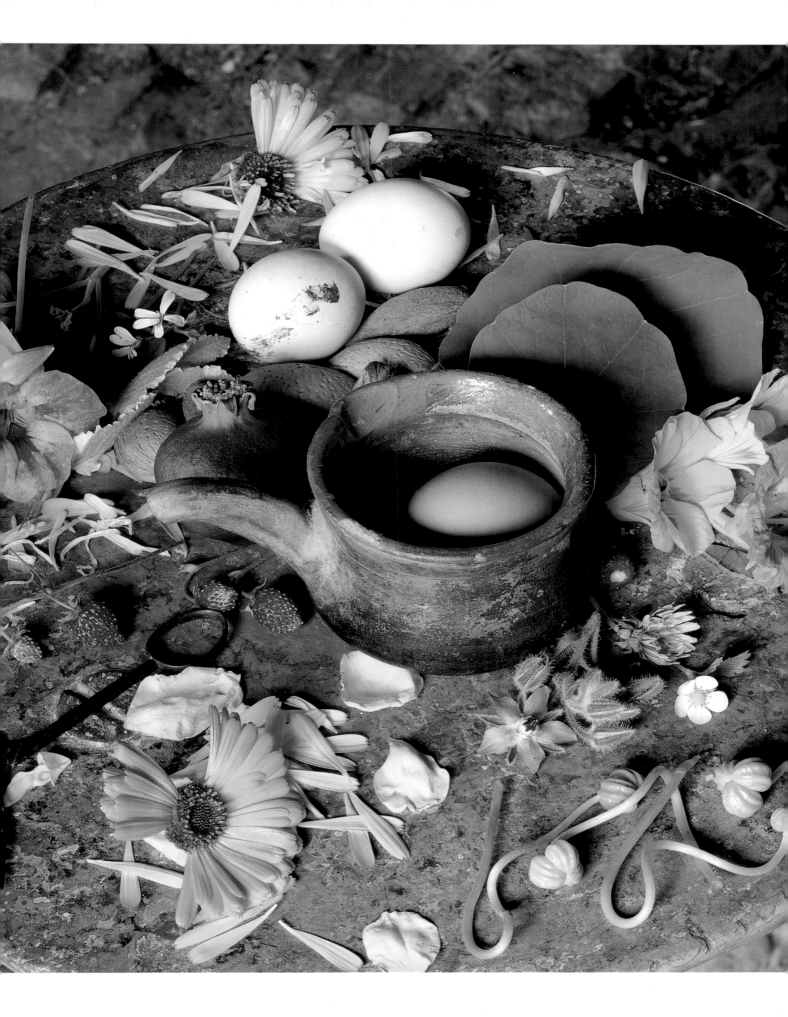

Popurrís

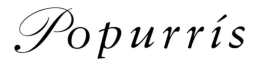

El popurrí es una mezcla aromática de pétalos de flores, hojas y otros ingredientes que pueden aportar a tu casa los aromas del verano durante todo el año. No olvidemos que un popurrí debe estar a la vista, por lo que escogeremos las plantas tanto por su presencia como por su olor, y que tanto flores como hojas aporten un elemento estético a la mezcla. El método descrito a continuación para un popurrí seco es uno de los más sencillos y rápidos de hacer.

CÓMO HACER UN POPURRÍ

La recolección y el secado de los ingredientes se hace como si fueran hierbas culinarias o medicinales (ver páginas 145-149), desechando los pétalos de las flores grandes y conservando enteros los pequeños brotes. Es muy importante secar las flores en determinadas condiciones para que conserven sus colores. Cuando las flores y hojas comienzan a quebrarse, están listas para el uso; es fácil distinguir que han alcanzado este punto, que puede variar entre un día y una semana como mucho. Las proporciones relacionadas a continuación son para una mezcla estándar, susceptible de modificaciones según vayamos adquiriendo experiencia.

INGREDIENTES
450 g de capullos, pétalos y hojas
1 cucharada sopera de especies molidas
1 cucharada sopera de raíz de lirio de
  Florencia en polvo
3 gotas de aceite esencial

La raíz de lirio de Florencia, que podemos encontrar en herbolarios, farmacias y floristerías, actúa como un fijador que, junto con el aceite, unifica los diversos aromas y estabiliza la fragancia del popurrí. Poner juntas flores, hojas y especias en un recipiente amplio, hermético, preferiblemente de barro, pero no de metal. Mantenerlo tapado y agitar diariamente durante 4 días. Después, añadir la raíz de lirio de Florencia y el aceite esencial; tapar y dejarlo así 6 semanas más, agitándolo diariamente si es posible.

SUGERENCIAS

La selección de ingredientes para un popurrí es una elección muy personal que depende de nuestras disponibilidades. A continuación, unas sugerencias para empezar.

POPURRÍ DE ROSAS

pétalos de rosa
hojas y pétalos de geranio aromático
pequeñas cantidades de romero y espliego
canela y clavo
esencias de rosa y espliego

POPURRÍ DE LIMÓN
Y ESPECIAS

pétalos de rosa
una mezcla a partes iguales de pétalos
  de caléndula, de clavel y de azalea
hojas de limón, verbena
pequeñas cantidades de tomillo
esencias de rosa y clavel

POPURRÍ DE HIERBAS
SURTIDAS

pétalos de rosa
romero, espliego, laurel, abrótano
clavo y pimienta
esencia de sándalo

Un precioso
popurrí de rosas.

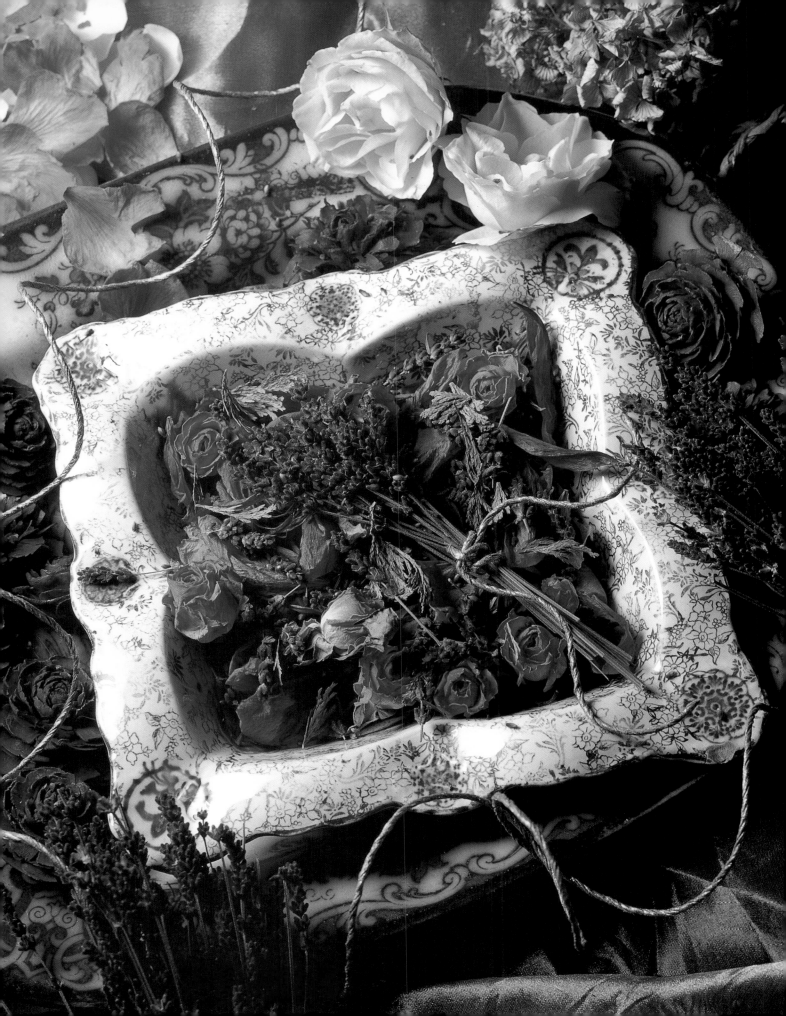

Almohadones y Saquitos

Las mezclas, los popurrís, pueden hacerse en saquitos y cojines dedicados a otros propósitos. Una vez rellenos, los cerraremos con puntadas largas o mediante cinta Velcro. De esa forma, podremos abrirlos con facilidad cuando, más adelante, queramos renovar su contenido.

MANTELITOS

Hagamos un mantel individual con una pieza de guata y una pieza de algodón estampado. Se rellena con la mezcla popurrí que más nos agrade (ver páginas 134-135). Cuando pongamos sobre él un plato o una taza, el calor liberará el perfume.

RELLENOS AROMÁTICOS

Esta inteligente receta de otros tiempos tiene no una aplicación, sino dos: esencia aromática para la lencería, y rellenos aromáticos para cajones y aparadores.

INGREDIENTES
aceite de oliva
flores y hojas frescas aromáticas al gusto
bolas de algodón o guata

Mojar las bolas de algodón o guata en el aceite de oliva hasta que estén bien empapadas. Poner una capa en el fondo de un tarro de barro. Cubrirla con una capa de flores y hojas. Alternar sucesivas capas de algodón y hojas hasta llenar el tarro. Cerrar y dejar en lugar soleado una semana. Sacar las flores y las hojas y exprimir el aceite, ahora ya impregnado con el aroma de las plantas, de las bolitas de algodón o guata.

Introducirlo en una botella y taparla. Usar los algodones para aromatizar cajones y estantes.

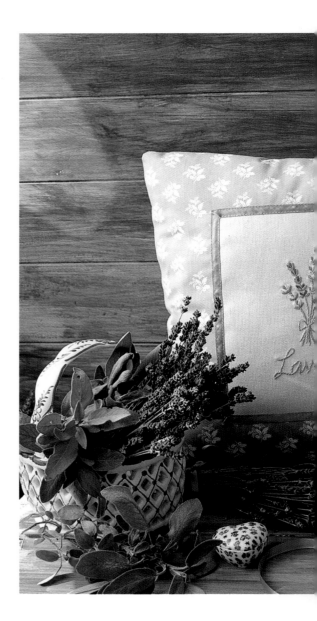

SAQUITOS OLOROSOS

Estos saquitos contienen una mezcla de hojas y flores aromáticas secas. Pueden colocarse en cajones y alacenas para aromatizarlos; rellenar con ellos almohadas para que liberen su perfume mientras reposamos nuestras cabezas en ellas, o —y quizás sea esto lo más placentero— colgarlos del respaldo de las sillas para que liberen su aroma bajo el peso y con el calor de nuestro cuerpo. Los saquitos se hacen de muselina u otro tejido ligero y en la forma que más nos guste. Rellénelos con su mezcla popurrí favorita (ver páginas 134-135), y ciérrelos con Velcro o con una lazada de seda que le sirva, a la vez, para colgarlos.

VARIACIONES

Los saquitos de espliego se preparan exactamente igual, usando flores secas de esta hierba como relleno.

ALMOHADAS PARA DORMIR

Haga un cojín pequeño y rellénelo con una mezcla que lleve flores secas de espliego y camomila y lúpulo seco; con esto, su sueño será más sosegado.

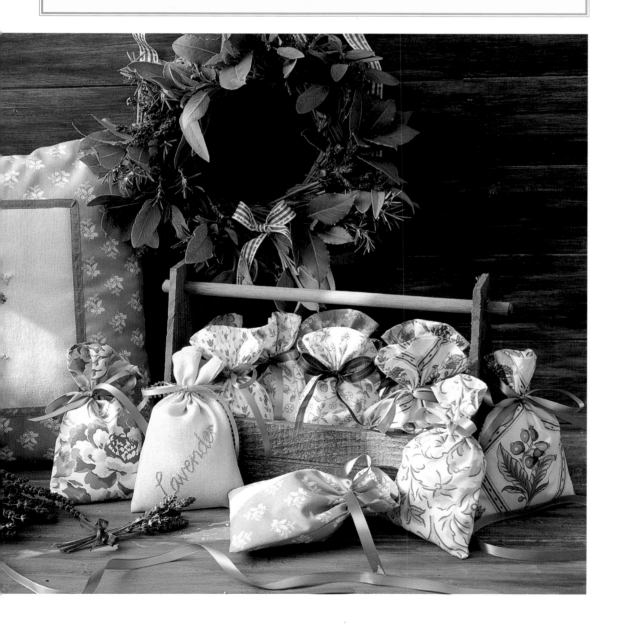

Guirnaldas y Centros de Mesa

Aunque la mayoría de los arreglos se hacen con flores, hierbas —algunas de las cuales también tienen flores atractivas— o las propias semillas secas, también pueden disponerse de un modo más decorativo, con la ventaja de ser aromáticas.

POPURRÍS Y CORONAS

Estas guirnaldas decorativas adoptan el color, la textura y el aroma de un popurrí floral y se convierten en un fascinante elemento decorativo.

MATERIALES
15 cm de paja trenzada
popurrí (ver páginas 134-135)
1 m de cinta de terciopelo de 2,5 cm de ancho
selección de flores secas
alambre de florista de calibre medio
alambre floral fino
pegamento en barra y en tubo

Si vamos a colgar la corona, empezaremos por hacer en el centro un lazo discreto con el alambre medio. Haremos un ramillete con las flores secas y cortaremos los tallos muy cortos, uniéndolos a continuación con un trozo de alambre fino. Extenderemos pegamento en la parte de la corona donde hemos colocado el lazo de alambre e iremos pegando popurrí firmemente. Con un trozo de alambre medio, hacer una grapa en forma de U, colocar el ramillete sobre el popurrí y apretar hasta que se pegue a la grapa. Continuar encolando el modelo, por pequeñas áreas cada vez, hasta cubrirlo por completo. Pegar un extremo de la cinta al dorso del modelo e ir enrollándolo poco a poco. Pegar el extremo final de la cinta.

CORONA DE HIERBAS Y ESPECIAS

Una forma decorativa de almacenar las hierbas culinarias: una corona para la pared de la cocina hecha con hojas secas de laurel y otras hierbas. Si las hierbas se pegan en vez de sujetarlas con alambre, no se pueden comer.

MATERIALES
selección de hierbas y especias, como hojas
de laurel, tallos y semillas de hinojo, flores
de mejorana, hojas de salvia púrpura, anises
estrellados, cabezas de ajo, canela en rama,
chiles secos rojos y verdes
rafia para hacer una forma de 25 cm
alambre de florista de calibre medio
pegamento en barra y en tubo

Enrollar el alambre en la corona, formando un lazo en el centro para colgarla. Hacer ramilletes con las hierbas, ajustando los tallos, y asegurarlos con alambre, torciendo los bordes hacia atrás. Sujetar los ramilletes a la corona espaciados, apretando el alambre. Fijar las especias y los chiles de idéntica forma, disponiéndolos uno por uno o en pequeños racimos. Usar el pegamento para fijar el anís estrellado. Rematar la corona con un lazo de rafia.

Para hacer un sencillo centro de mesa,
llenemos una cesta pequeña con espliego seco.
Enrollar alrededor del asa una cinta de seda
púrpura o azul, rematándola con una lazada.

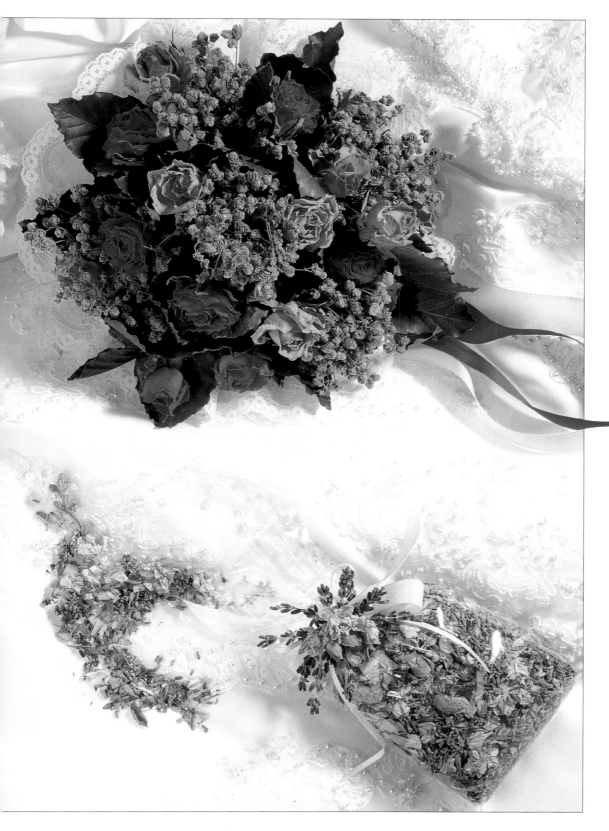

Un bonito ramillete.

Ideas para Regalos

Las sugerencias que aquí se hacen, junto con las recetas de las páginas anteriores, pueden ser unos regalos poco habituales y muy agradecidos, pues el destinatario sabrá que nos hemos tomado la molestia de hacerlos con nuestras propias manos.

RATÓN DE HIERBA GATERA

Un juguete para el gato de un amigo. Una mata de hierba gatera es el paraíso de los felinos domésticos, como puede atestiguar cualquiera que hay intentado cultivar esta planta al aire libre con el único logro de verla chafada por los jugueteos de un gato extasiado. Para hacer un ratón de hierba gatera, necesitamos un ratón de peluche; lo vaciamos y lo volvemos a llenar con hojas secas de hierba gatera, cosiéndolo a continuación. También podemos hacer unos saquitos de muselina y llenarlos de hojas secas.

VELA AROMÁTICA DECORATIVA

Las velas aromáticas dan un ambiente especial a cualquier habitación, pues cada aroma crea un estado de ánimo diferente. La canela y el clavo son el aroma de la Navidad; olíbano y pachulí, para Pascua; el jazmín brinda una fragancia fresca y primaveral. En un sentido más práctico, la hierba luisa puede usarse para eliminar el olor a tabaco.

Para una vela de canela, necesitaremos una vela color naranja o granate. Puede estar ya perfumada, o podemos añadirle nuestro aroma preferido. Esto se hace encendiendo la vela y dejando que la cera se funda, luego, no hay más que añadir a la cera fundida unas gotas de aceite esencial, apagar la llama y

dejar que se enfríe. La próxima vez que la encendamos, liberará el nuevo aroma.

Para decorarla, ataremos canela en rama alrededor de la vela con bramante o algodón, sujetándola con alfileres. Para más efecto, añadiremos algunos clavos.

PAPEL DE CARTAS PERFUMADO

Convirtamos un papel de cartas normal en un regalo especial perfumándolo con bolsitas aromáticas.

MATERIALES
papel de cartas y sobres
2-3 bolsitas planas llenas de mezcla popurrí (ver páginas 136-137)
una caja atractiva para empaquetar el papel y los sobres, envolviéndola en celofán, en lugar de taparla
una cinta de seda

Meter en la caja el papel de cartas y los sobres, introduciendo entre ellos las bolsitas. Sustituir la tapa o envoltorio por celofán, y atarlo con la cinta de seda, rematándolo con un lazo. El papel absorberá enseguida el aroma del popurrí; la persona que reciba el regalo podrá usar las bolsitas para aromatizar la ropa blanca.

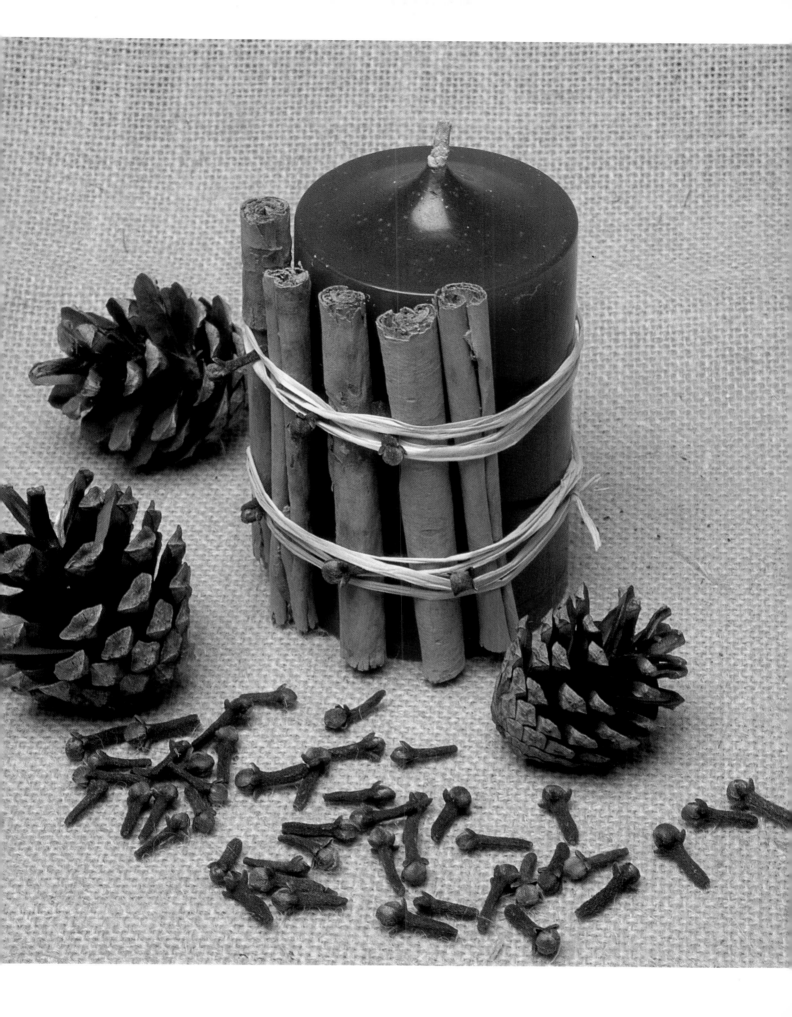

Repelentes de Insectos

Así como los diversos aromas de las hierbas pueden regalar el olfato humano, también tienen el poder de espantar a los visitantes no deseados, tales como mosquitos, pulgas, polillas, y hasta ratas. Las hierbas usadas para alejar a la polilla de nuestra ropa y lencería son mucho más agradables que las tradicionales bolas de naftalina, cuyo olor tarda mucho en desaparecer.

ANTIPOLILLA DE ESPLIEGO

La mezcla de espliego y otras hierbas se usa como repelente de la polilla. Rellenemos saquitos con la mezcla para colgarlos en guardarropas, o coloquémoslos en estantes y cajones para preservar la ropa de estos insectos y, al mismo tiempo, perfumarla.

INGREDIENTES
hojas de espliego, flores de espliego, hojas de romero y ruda, secas y desmenuzadas, a partes iguales.

Combinar los ingredientes y rellenar con ellos unos pequeños saquitos, cerrándolos con un lazo para poder colgarlos a nuestro gusto.

ANTIPOLILLA DE ABRÓTANO

El abrótano es un repelente de insectos muy conocido. Si lo cultiva, hágalo lejos de plantas que den flores, porque repele las abejas. Usado con canela, es otro método eficaz para evitar que las polillas devoren las prendas de lana guardadas durante el verano. Esta virtud antipolilla le valió su nombre francés: *garderobe* (guarda ropa).

INGREDIENTES
25 g de abrótano seco
1 cucharada sopera de canela molida

Mezclar los ingredientes y llenar con ellos una bolsita de muselina. Cerrar con una cinta lazada y colgar en el perchero o meter entre la ropa guardada.

QUEMADOR DE LIMONCILLO
El aceite esencial de limoncillo *(Cymbopogon nardus)* se destila de esa hierba y se usa en aromaterapia. Eche en un quemador de aceite unas pocas gotas para mantener alejados a los mosquitos y otros insectos molestos cuando estés sentado al aire libre en las noches veraniegas. (Para evitar que los insectos piquen, frotar la piel con aceite de espliego).

POLVOS DE HIERBA GATERA
Un método tradicional para ahuyentar a los roedores es espolvorear hierba gatera donde se detecte la presencia de ratones. También se dice que colgar manojos de hierba gatera en los gallineros mantiene alejadas de ellos a las ratas.

MANOJOS DE TANACETO
Un manojo de hojas de tanaceto colgado en la habitación mantiene a las moscas alejadas.

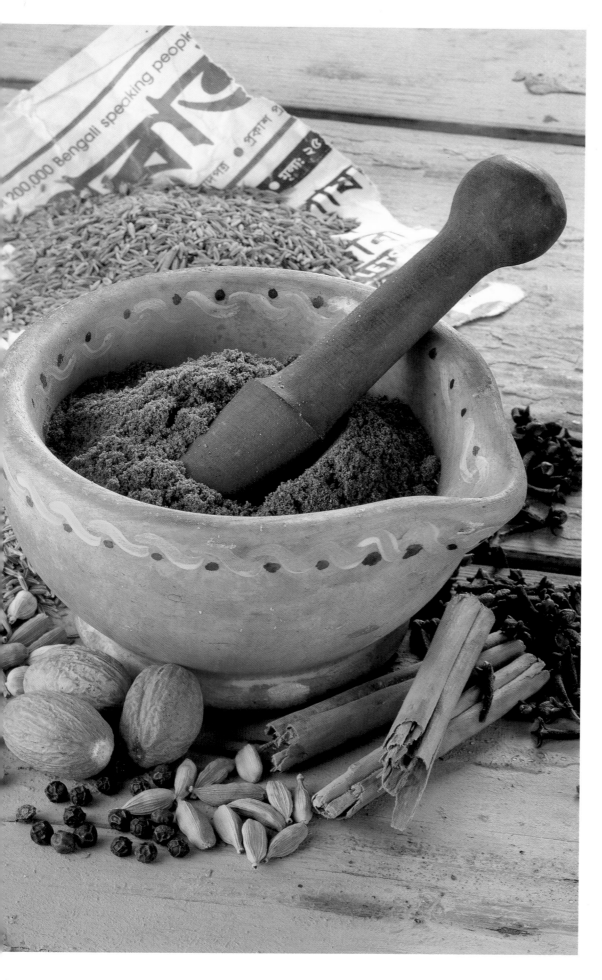

La canela y el
abrótano molidos
son eficaces
repelentes de
insectos.

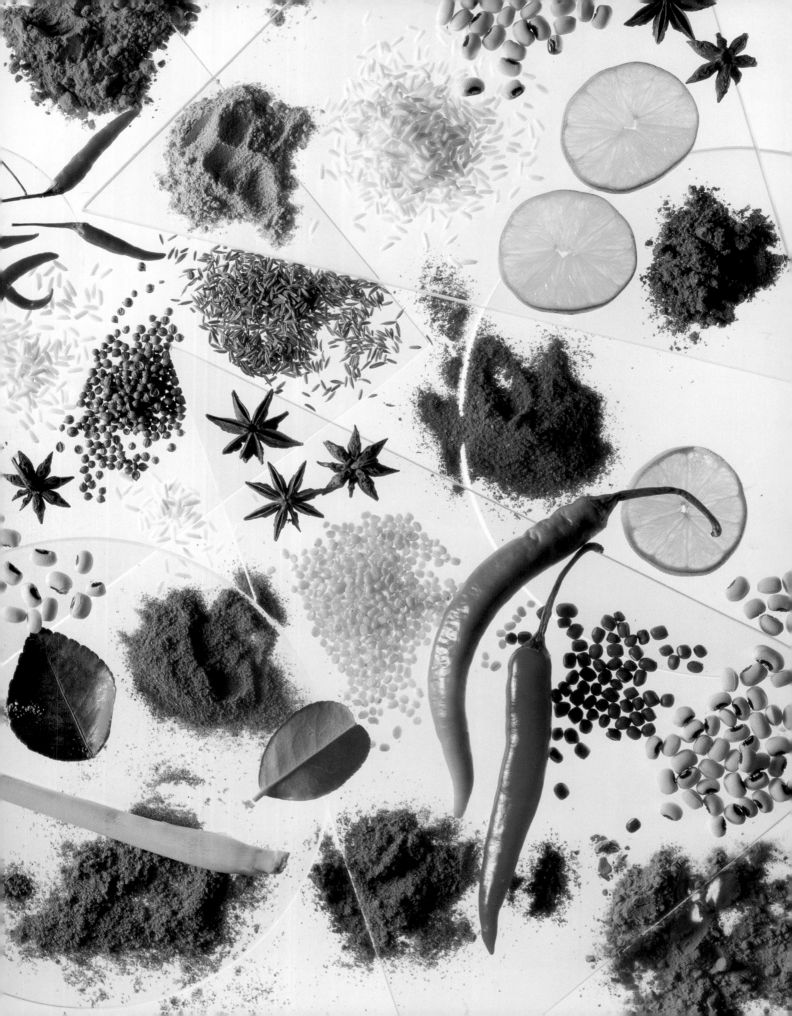

Recolección y Conservación

Para un uso culinario, medicinal o cosmético, las hierbas frescas pueden cortarse en cualquier momento durante el periodo de crecimiento. Sin embargo, si queremos estar abastecidos todo el año, podemos secarlas o congelarlas para su posterior consumo.

RECOLECCIÓN

La fragancia, el sabor y el valor de una hierba están contenidos en sus aceites volátiles. Si queremos obtener los mejores resultados de nuestras hierbas en conserva, tendremos que recogerlas cuando su contenido de aceite volátil está en su punto álgido. Hemos de tener en cuenta dos factores: primero, la hora del día en que se recoge; y, segundo, el estado de la planta en su ciclo de desarrollo.

Si queremos conservarlas, será mejor recoger las hierbas a primera hora de la mañana, cuando el rocío ya se ha evaporado y el sol todavía no calienta en exceso. A pleno sol, los aceites volátiles de la planta disminuyen.

En cuanto al momento justo dentro del ciclo, depende mucho de la planta que vayamos a recoger. Si pretendemos conservar las hojas, la mejor época es una vez formado el capullo y antes de abrirse la flor. Entonces contiene los niveles más altos de aceites. Las flores han de recolectarse abiertas por completo y sólo aquellas que estén en óptima condición. En cuanto a las semillas, cuando adquieren el tono marrón. Una forma muy sencilla de comprobar si las semillas están maduras es

agitar la flor: si las semillas se desprenden con facilidad, están maduras.

DESECACIÓN

El método más tradicional para conservar las hierbas es secándolas, con la intención de conservar lo más posible su color y su aroma; es mejor que se sequen cuanto antes. Sin embargo, esto no significa que podamos

Todas las hierbas pueden secarse colgadas.

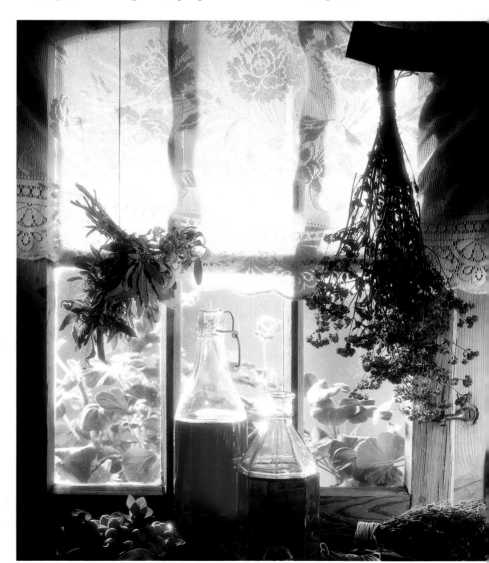

Hierbas secas y molidas.

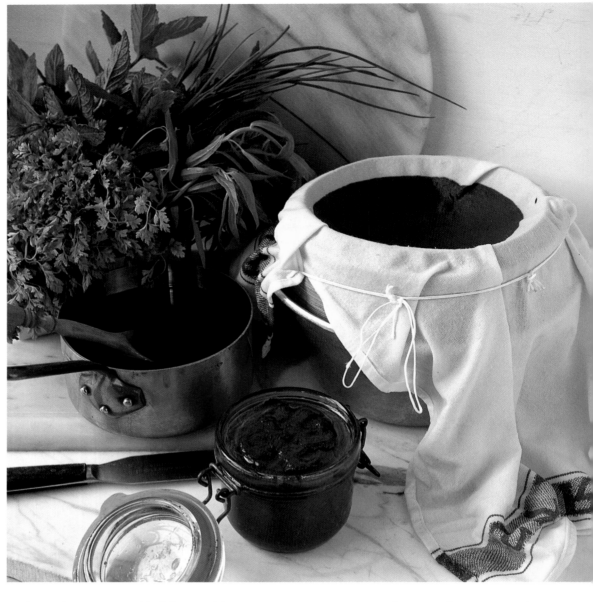

Las hierbas pueden guardarse en conserva o en jalea para consumirlas más adelante.

acelerar el proceso metiéndolas en el horno; deben secarse naturalmente. Se consideran secas cuando están quebradizas al tacto. Hojas y flores deben conservar su color; si las hojas están marrones y las flores pálidas, hemos aplicado una temperatura excesivamente alta y las hierbas han perdido su fragancia, sabor y valor.

HIERBAS COLGADAS

Es un método tradicional de secado de hierbas. Ataremos por los tallos pequeños manojos de plantas y los colgaremos en un lugar cálido, bien ventilado para que el aire circule entre ellas, durante algunos días. Los manojos de hierbas colgando del techo o de una viga son un elemento decorativo en las cocinas rústicas.

HIERBAS EN BANDEJAS

Otra forma de desecar hierbas es extendiéndolas en bandejas. Poner una muselina sobre una bandeja metálica del tipo de las que se usan para colocar los pasteles al salir del horno. Se necesita tela para evitar que pequeñas partículas se desprendan de las bandejas durante el secado. Extender una capa de hojas, todavía en su tallo, sobre la muselina. Si vamos a desecar flores, cortaremos el tallo todo lo posible.

Colocar más muselina sobre las hierbas para preservarlas del polvo, y ponerlas a secar en un sitio cálido y oscuro. Una alacena ventilada es ideal, pero también podemos usar el compartimento calienta platos si mantenemos la puerta abierta. El calor del horno, cuando esté funcionando, será suficiente para caldear el compartimento y la puerta del horno abierta evita un exceso de calor. A las 24 horas comprobaremos si las hierbas ya están secas.

MICROONDAS

Si bien las hierbas no deben secarse en un horno convencional, la forma en que dispensa calor un horno microondas acelera mucho el secado. Sin embargo, este método sólo es aplicable a las hojas, porque las flores pueden deformarse. También es recomendable secar de cada vez una única variedad de hierbas, porque tienen distintos tiempos de secado.

Extender una pequeña cantidad de la hierba elegida en una bandeja apropiada, o un paño de cocina, y colocarla en el plato placa giratorio. Tapar con otra bandeja o paño. Programar el horno al mínimo, el reloj a 60 segundos, y ponerlo en marcha. Transcurrido este tiempo, comprobar el estado de la hierba, y continuar en periodos de 60 segundos hasta terminar la desecación. Las hierbas de hojas delicadas, como el perejil, deben estar en el horno de 3 a 6 minutos, pero las resistente, como el romero, permanecerán más de 10 minutos.

Las hierbas pueden secarse o congelarse.

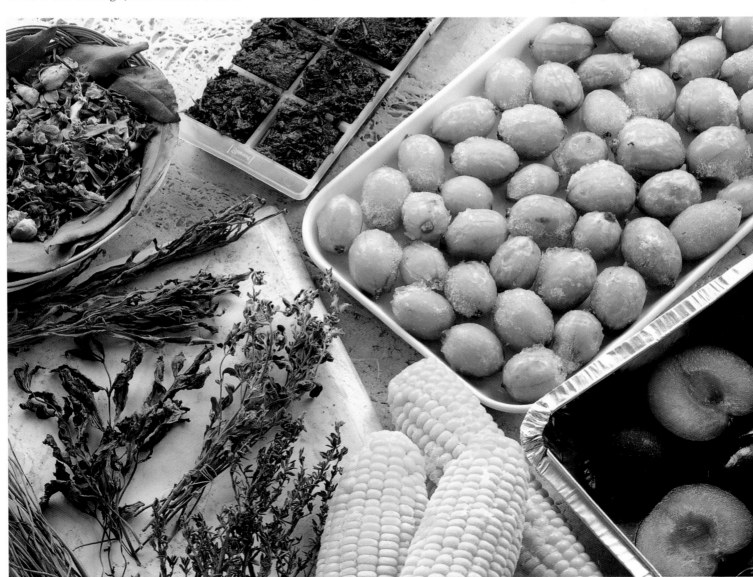

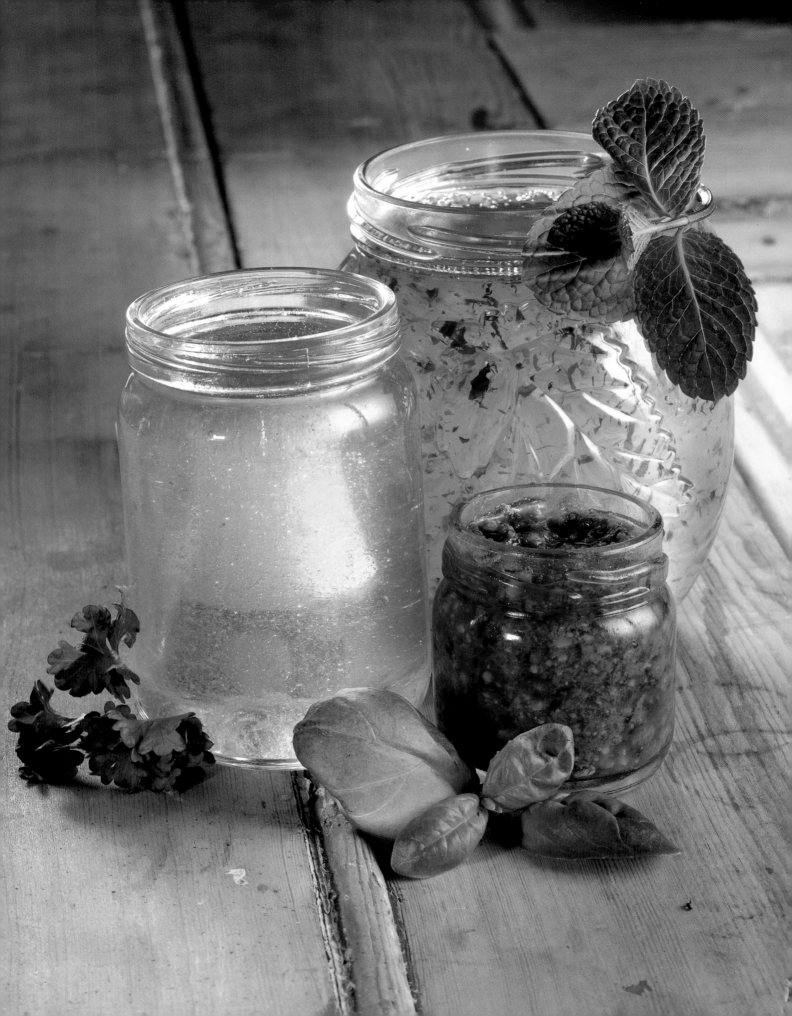

SECADO DE SEMILLAS

Debido a su tamaño, las semillas precisan un método de secado distinto del resto de la planta. Cuando tenga los tallos preparados (tal y como aparecen en la fotografía), se cortan conservando un trozo de tallo. A continuación, se agrupan en manojos de dos o tres unidades y se cuelgan, boca abajo, en un lugar seco y oreado. Para recoger las semillas según van cayendo, se coloca debajo una bolsa de papel o una cesta con un paño de cocina.

ALMACENAR LAS HIERBAS SECAS

Las hierbas secas, semillas incluidas, deben guardarse en tarros herméticos y en sitios oscuros. Los tarros se etiquetan con el nombre de la hierba y la fecha de almacenaje. Si las hierbas secas han perdido su aroma y su color, o si huelen a cerrado o a moho, más vale tirarlas.

HIERBAS CONGELADAS

Ciertas hierbas culinarias se congelan bien; en realidad, algunas, como el perejil, la albahaca, el cebollino, el eneldo y el estragón, se conservan mejor congeladas que secas. El perejil y el eneldo deben trocearse y conservarse en bolsas o recipientes congeladores: alternativamente, pueden congelarse con un poquito de agua en recipientes para cubitos de hielo. Las hojas de albahaca se congelan mejor enteras y en bolsas. Las ramitas de eneldo, hinojo, cebollino y estragón también deben congelarse en bolsas. Todas las hierbas deben usarse recién descongeladas, porque se deterioran con rapidez.

Aceites, vinagres y jaleas son exquisitas conservas de hierbas.

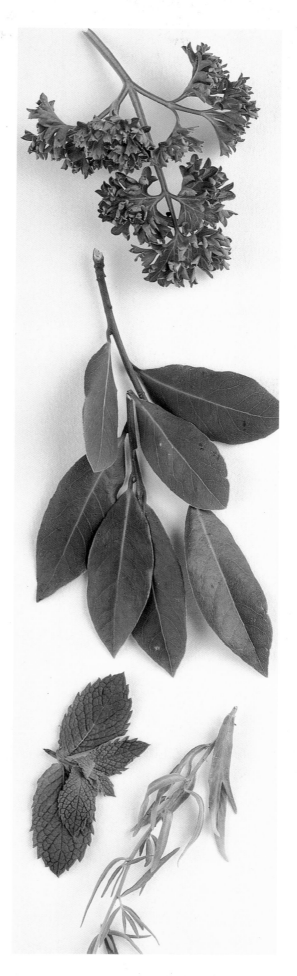

Frescas, secas o congeladas, las hierbas pueden usarse durante todo el año.

El Lenguaje de las Hierbas

Junto a sus usos en cocina, medicina y cosmética, tradicionalmente se atribuyen a las hierbas otras propiedades y fines. Por ejemplo, el laurel es una hierba asociada al honor, y se usaba en la antigua Grecia y Roma para coronar a los héroes; la borraja se asociaba con el valor y la felicidad. Otras hierbas protegían contra la brujería. Los nombres de las hierbas también son reveladores ya que están basados en antiguas asociaciones con plantas particulares. El aprendizaje de la historia y el "lenguaje" de las hierbas es un estudio fascinante, y nos da una dimensión extraordinaria de su uso y cultivo. Algunas de las siguientes siguen siéndonos familiares hoy; otras resultan menos comunes. Sin embargo, todas tienen su historia y sus poderes propios para las personas que las usan.

ANGÉLICA

La angélica, una de las hierbas más antiguas, se usaba en fiestas paganas como protección contra la hechicería. Su nombre botánico, *Angelica archangelica*, viene dado porque florece alrededor del 8 de mayo del calendario antiguo (el actual es el reformado por el papa Gregorio en 1582), festividad del arcángel San Miguel.

DIENTE DE LEÓN

El nombre de "diente de león" quizás se eba a la forma de sus hojas. A causa de sus propiedades diuréticas, esta hierba también se conoce como "meona", una cualidad que refleja muy bien su nombre francés: *pissenlit*.

MATRICARIA

Aunque tradicionalmente no se usa como remedio de fiebres altas, en algunos idiomas tiene un nombre que alude a ese uso, como *feverfew*, en inglés, tal vez derivado de las palabras latinas *febris*, o fiebre, y *fugo*, poner en fuga, espantar. Resumiendo: hierba que espanta la fiebre.

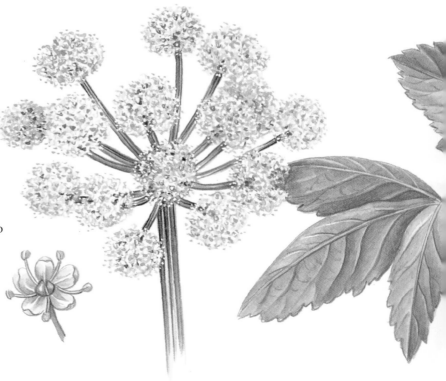

BERGAMOTA

Es una hierba de origen americano y fuertemente ligada a los primitivos habitantes de América del Norte. Los indios *oswego*, en concreto, preparaban una bebida con sus hojas; en la época del Boston Tea Party de 1773, la protesta contra los impuestos sobre el té establecidos por Inglaterra, las colonias americanas sustituyeron el té por la bergamota. Es una planta que gusta mucho a las abejas, de ahí su nombre popular de "bálsamo apícola".

ESTRAGÓN

Se creía que el estragón, o *Artemisia dracunculus*, tenía la propiedad de curar las mordeduras de serpiente, y de ahí su nombre. Su nombre popular, "dragoncillo", es una deformación de su nombre botánico latino: *dracunculus*.

HIERBA DE SANTA MARÍA

En la época colonial de América del Norte, las hojas de hierba de Santa María se usaban como marcapáginas en las Biblias, hecho que dio a esta planta otro de sus nombres: "hoja de Biblia".

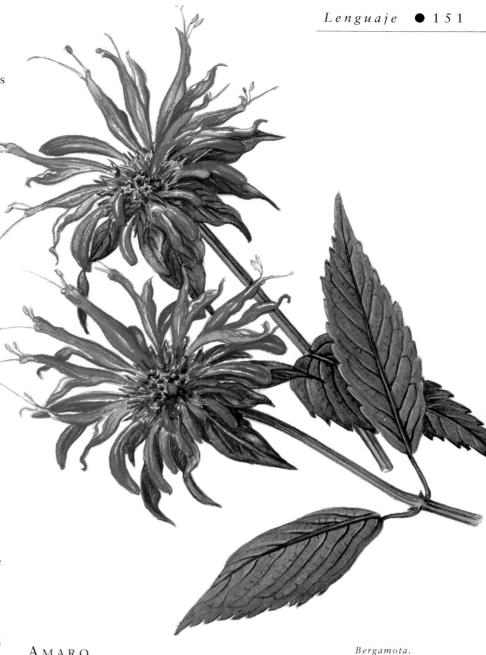

Bergamota.

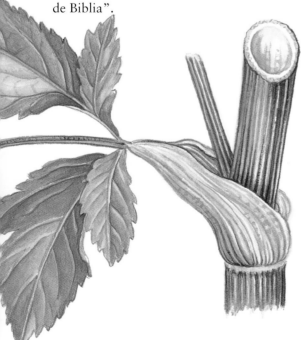

AMARO

Su nombre "*sclarea*" sugiere "aclarar", y, en efecto, tradicionalmente se ha usado como un remedio para el cuidado de los ojos.

RUDA

El nombre "ruda" deriva del vocablo griego *reuo*, que significa "liberador". Le dieron tal nombre por la creencia de que liberaba de muchos males. También simboliza arrepentimiento y pesar.

SAÚCO

Hay muchas creencias mágicas y costumbres relacionadas con el saúco. Estaba muy ligado a las brujas, pero, por el contrario, plantar un saúco junto a la puerta trasera de la casa las mantenía alejadas. Además, podarlo traía buena suerte. Se creía que el saúco jamás sería alcanzado por un rayo, y que la cruz de Cristo estaba hecha de su madera. Sus flores simbolizan compasión y simpatía.

LEVÍSTICO

En tiempos se atribuyó a esta hierba carácter de afrodisiaco; era un ingrediente esencial en las pociones amorosas.

CALÉNDULA

En época medieval, la caléndula se conocía como "dorada" o "salvaje". *Calendula*, su nombre botánico, deriva de las *calendas* latinas, el nombre dado por los romanos al primer día de cada mes, del que también proviene la palabra "calendario", ya que la caléndula puede florecer durante todo el año.

ESPLIEGO

El espliego o lavanda se relaciona con el silencio y la aceptación y afirmación de un amor.

PEREJIL

El perejil es la hierba de las celebraciones y festividades.

ORÉGANO

Representa la felicidad. Todas las hierbas de la familia de la mejorana, incluido el orégano italiano, se conocen botánicamente como *riganum*, un nombre ligado con el griego *cross*, o montaña, y *ganos*, alegría y belleza. En Grecia, con esta hierba se tejían unas coronas para las parejas que contraían matrimonio.

LAUREL

Tal y como sugiere su nombre botánico, *Laurus nobilis* (laurel noble), el laurel va siempre unido a la lealtad y el honor. La planta estaba consagrada al dios Apolo y, en las antiguas Grecia y Roma, se coronaba con ella a los generales victoriosos y a los atletas y poetas. Hoy día, la tradición perdura: se da el calificativo de "laureado" al escritor ganador de premios o al militar condecorado. El nombre latino de la baya del laurel, *Baca laureus*, también dio origen a la palabra "bachiller", como símbolo de haber culminado con éxito un ciclo de estudios.

GORDOLOBO

El gordolobo está tradicionalmente asociado a la magia. Las brujas utilizaban el brote de la planta para hacer mechas para las velas que necesitaban en sus encantamientos y conjuros; de ahí su nombre popular de "vela de bruja". Según los tratados de jardinería del siglo XVII, el gordolobo también se conocía como *Candela regia*, porque los tallos metidos en sebo (grasa animal) alumbraban los funerales y otras ceremonias.

RIZOMA DE LIRIO DE FLORENCIA

Este rizoma es la raíz del lirio de Florencia, *Iris germanica florentina*, un ingrediente primordial en los popurrís y también muy importante en perfumería. Su flor puede verse en los escudos nobiliarios de Florencia; es, también, la flor de lis de la heráldica francesa. Quizás como alusión a los variados colores de sus flores, la palabra lirio viene de iris y tiene connotaciones mitológicas, pues Iris se llamaba la divinidad griega símbolo del arco iris.

PERIFOLLO DULCE

El nombre botánico de esta hierba, *Myrrhis odorata*, alude a la fragancia de sus hojas que huelen ligeramente a mirra.

ABRÓTANO

De esta hierba se dice que simboliza la constancia, pero también otras muchas cosas. Su nombre popular, "amor de hombre", alude a la práctica de hacer una pasta con las cenizas de esta planta y extenderla por la cara para que la barba crezca. Como poderoso repelente de insectos, los franceses lo conocen como "guarda ropa", ya que, como tantos otros, lo colocan en sus armarios para evitar la polilla.

BORRAJA

Griegos y romanos creían que la borraja daba valor y aportaba felicidad y alegría.

POLEO

Variedad de la menta, el poleo deriva del antiguo nombre francés *pulioll royall*, que hace referencia a un tipo de tomillo. El poleo, en su nombre botánico de *Mentha pulegium decumbens*, deriva de *pulex*, que en latín significa "pulga", insecto que el poleo elimina.

ROMERO

El romero está ligado al recuerdo y tiene una excelente reputación como reforzador de la memoria. Su nombre botánico, *Rosmarinus*, viene de las palabras latinas *ros y maris*, que podrían traducirse "rocío de mar".

TOMILLO

Se dice que el tomillo simboliza actividad y máxima ocupación.

CONSUELDA

"Sueldahuesos", el nombre popular de la consuelda, hace mención a su uso tradicional en casos de roturas de huesos.

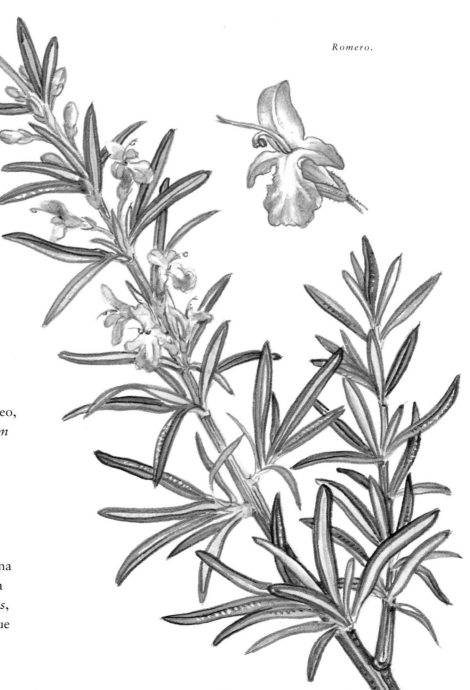

Romero.

SALVIA

La salvia representa amistad y cariño. Su nombre latino, *salvia*, proviene del latín *salvere*, que significa "estar sano"; todavía forma parte de términos modernos como "salva labios", en referencia a las propiedades curativas de la planta.

MENTA

La menta se asocia con la sabiduría, y tanto su nombre común como el botánico, *Mentha*, derivan de la mitología griega, concretamente de Mintha, una ninfa trasformada en planta por Perséfone, reina de los Infiernos, cuando descubrió que Hades, su esposo, la acosaba.

HINOJO

En la Edad Media, se creía que el hinojo poseía poderes mágicos si se colgaba en las puertas para espantar los malos espíritus durante el solsticio de verano. La hierba está asociada con la fuerza y la lisonja.

TANACETO

Las flores de tanaceto tienen fama de ser un excelente material para embalsamar cuerpos; apropiadamente, el nombre de la hierba deriva del *athanaton* griego, que significa "inmortal".

MILENRAMA

Su nombre botánico, *Achillea millefolium*, hace referencia a la tradición de que el héroe griego Aquiles usaba esta hierba para restañar las heridas de sus soldados durante la guerra de Troya. También se conoce a la milenrama como *herba militaris*, hierba militar.

ENELDO

En tiempos fue usado para cortar el hipo infantil y siempre como sedante.

VERBENA

La verbena, es considerada como una hierba cura todo y, a la vez, mágica. Ya los romanos la llamaban "hierba santa"; los druidas la usaban en sus rituales.

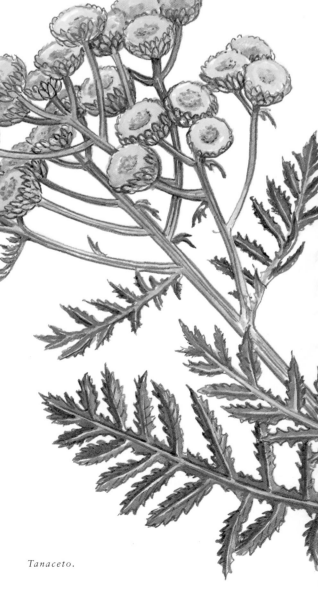

Tanaceto.

Milenrama.

Verbena.

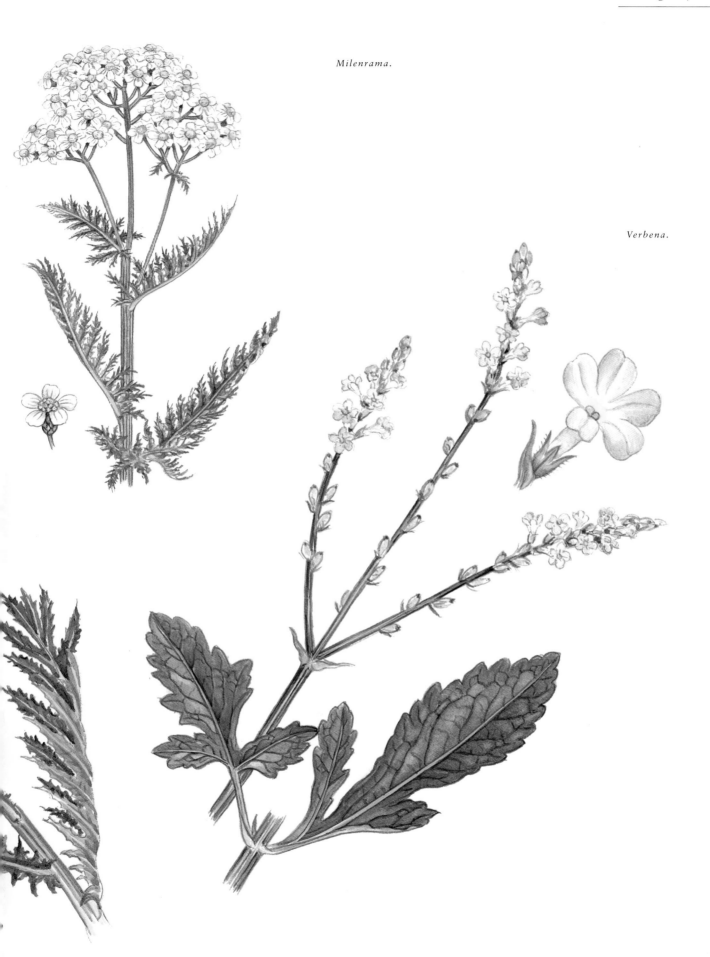

Índice

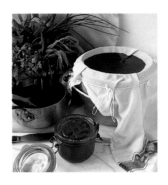

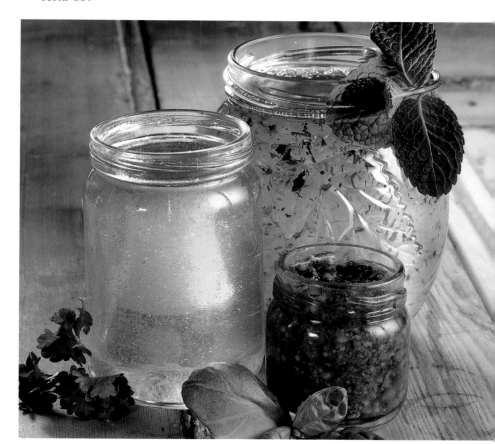

T

U

V

Z

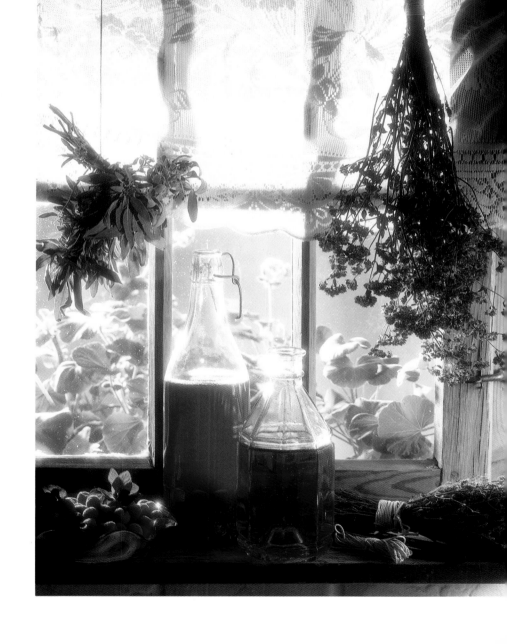

Fotografía

Elizabeth Whiting & Associates
Páginas 130-131, 135, 136-137, 139

Food Features
Páginas 5, 6-7, 11-12, 14, 18-25, 27, 29, 30, 32-33, 35, 36 (superior), 37, 39, 41-45, 53, 68-69, 71, 77, 80-84, 86-91, 93-95, 100-103, 105-107, 120, 122, 128, 131, 143-149, 156, 159

Tessa Traeger
Páginas 13, 47-48, 58-59, 96, 98-99, 108, 133

The Garden Picture Library
Páginas 8-9, 26, 28, 31, 36 (inferior), 50-52, 54, 56-57, 60, 62-63, 66-67, 72, 73 (superior y central), 74-75, 78, 85

Quarto Publishing
Páginas 2, 15, 16, 17, 34, 38, 46, 55, 61, 64-65, 70, 73 (inferior), 92, 99, 104, 109, 111, 113-119, 121, 123, 125, 127, 132, 141, 150-155